Carl-Auer

Konrad Peter Grossmann

Langsame Paartherapie

Mit einem Geleitwort von Ilse Gschwend

2012

Umschlaggestaltung: Uwe Göbel
Satz u. Grafik: Drißner-Design u. DTP, Meßstetten
Printed in the Czech Republic
Druck und Bindung: FINIDR, s. r. o.

Erste Auflage, 2012
ISBN 978-3-89670-855-7

Bibliografische Information der Deutschen Nationalbibliothek:
Die Deutsche Nationalbibliothek verzeichnet diese Publikation
in der Deutschen Nationalbibliografie; detaillierte bibliografische
Daten sind im Internet über http://dnb.d-nb.de abrufbar.

Informationen zu unserem gesamten Programm, unseren Autoren
und zum Verlag finden Sie unter: www.carl-auer.de.

Wenn Sie Interesse an unseren monatlichen Nachrichten aus der Vangerowstraße haben,
können Sie unter http://www.carl-auer.de/newsletter den Newsletter abonnieren.

Carl-Auer Verlag GmbH
Vangerowstraße 14
69115 Heidelberg
Tel. 0 62 21-64 38 0
Fax 0 62 21-64 38 22
info@carl-auer.de

Inhalt

Geleitwort

Geleitworte in Büchern sind für mich eine Art Amuse-Gueule, ein kleines Häppchen, welches man vor dem vielversprechenden Hauptgang reicht, um den Appetit zu wecken. Ich tue das hier mit großem Vergnügen, weiß ich doch, dass Sie als Leser bzw. Leserin in diesem Buch ein höchst professionell und originell zubereitetes Menü erwartet, welches Sie sich mit Genuss einverleiben können.

Konrad Peter Grossmann fasst theoretische Grundlagen der Paartherapie zusammen, beschreibt den Wandel von sinnstiftenden Aspekten in Paarbeziehungen und unterlegt die Erzeugung partnerschaftlichen Unglücks mit anschaulichen Beispielen. Aus seiner gelebten Therapiepraxis gibt er viele Interventionsanregungen weiter, würzt sie mit passgenauen Verstörungsprisen, und das alles zusammen gerät zu einer bekömmlichen Lernspeise – ich habe während des Lesens immer wieder Lust und Vorfreude auf meine nächsten Paartherapiesitzungen verspürt.

»Langsame Paartherapie« – welches vom Unglück betroffene Paar würde wohl der Langsamkeit von Veränderung in einer Zeit, in der die Beziehungskrise zur Erschöpfung aller Beteiligten geführt hat, in der alle guten Beziehungsreserven aufgebraucht sind und die Not am »Köcheln« ist, mit Freude zustimmen? Das »Köcheln« der Not hat die Liebe zum Verdampfen gebracht, sie scheint sich verflüchtigt zu haben, und es gibt bei den Beteiligten oft wenig Hoffnung, dass sie wieder in einen festen Aggregatzustand verwandelbar sein könnte. Diese Verzweiflung spürend, sind Therapeuten und Therapeutinnen in der Paartherapie mitunter auch zu einer schnellen Gangart verleitet und fügen dadurch dem Beziehungsstress auch noch den Lösungsstress hinzu.

Kooperative Therapie – so verdeutlicht es uns der Autor anschaulich – benötigt dauernde Passungsschritte, die wir als Paartherapeuten am besten in verlangsamter Atmosphäre anbieten können. Aus meiner Sicht entsteht sie in Grossmanns therapeutischer Tätigkeit durch die Verkleinerung von Prozessschritten und die Vermeidung großer Veränderungsbewegungen. Hybrides Düngen für ein Wachstum von null auf hundert kommt hier nicht vor.

Der Autor zeigt auf anschauliche Weise Wege aus der Ohnmacht, in deren Fängen sich die Partner am Beginn einer Therapie befinden. Neben dem Erkunden von Belastungen, Hindernissen und ihren Zusammenhängen geht Grossmann in der Begleitung hin zu den erwünschten Zielen von der Wirksamkeit der Sehnsucht nach einer guten Paarbeziehung aus. Sie ist der »Sprit« für Veränderungsmotivation, die weitaus mehr von den Paaren als von den Paartherapeuten verwaltet werden sollte. Um dies zu untermauern, fördert er die Partner als Unterstützer füreinander, ohne dabei die Beachtung der individuellen Bedürfnisse aus den Augen zu verlieren.

Die von Grossmann dargebotene Genauigkeit maßgeschneiderter Verhaltensanleitungen, ihre Überprüfung auf Brauchbarkeit im Beziehungsalltag sowie mögliche Nach- und Feinjustierungen erscheinen wie Fenster ins Licht von Selbstermächtigung und ermöglichen es Paaren, sich selbst in Bewegung zu bringen. Sie benötigen nur die Geduld und Zuversicht von Therapeuten, damit ihnen diese Bewegung gelingen kann. Geduld ist ein Kind der Langsamkeit, sie ermöglicht Wachstum in angemessener Dosis. Je größer das Beziehungsunglück, desto mehr »Kunst der Verführung« zur Langsamkeit wird von uns verlangt. All das und noch viel mehr wird durch die angeführten Fallbeispiele aus Grossmanns Therapiepraxis, passend zu spezifischen Themenstellungen, die uns allen in den Paartherapien begegnen, verdeutlicht. Seine Interventionstechniken sind breit gefächert, und die detailliert beschriebenen Prozessschritte vermitteln die hohe Qualität von »langsamer Therapie« und ihrer Auswirkung auf die Klienten. So gesehen, fügt Grossmann den bisher geltenden Geboten für effiziente Paartherapie aus systemischer Sicht ein weiteres hinzu, das in meiner Kurzversion heißen könnte: »Arbeite langsamer, dann geht es schneller!« Er selbst würde das nie als Gebot, sondern höchstens als eine unaufdringliche Empfehlung sehen. Ich glaube sicher sein zu können, dass Sie als Leser und Leserin diese Empfehlung nach der Lektüre ganz nach vorne rücken – unter die ersten für Sie persönlich gültigen und wichtigen Handlungsanleitungen auf dem Weg zu einer effizienten Paartherapie.

Ein Amuse-Gueule ist auch dazu gedacht, die Wartezeit bis zum Essen zu überbrücken. Ich möchte Sie nicht länger warten lassen, es ist serviert!

Ilse Gschwend
Graz, im Mai 2012

Einleitung

Leben ist Entwicklung: Das gilt für Paare, für einzelne Partner wie für Paartherapeuten. Vor zehn Jahren schrieb ich ein Buch über Paartherapie, in dem ich partnerschaftliches Unglück unter einem narrativen Blickwinkel zu verstehen versuchte (Grossmann 2002). Seit damals hat sich manches gewandelt: Die Lebenswelt der Paare, mit denen ich arbeite, ist in Teilen eine andere, und ich selbst bin ein anderer geworden.[1]

Hat sich auch vieles verändert, so sind meine grundlegenden Fragen rund um Paartherapie doch ähnliche wie damals: Wie lässt sich partnerschaftliches Unglück verstehen? Wie entsteht es, und wodurch wird es aufrechterhalten? Wie und auf welche Weise kann Paartherapie zur Linderung oder Auflösung dieses Unglücks beitragen? Welcher Art der Beziehung zwischen den Teilnehmern des paartherapeutischen Gesprächs bedarf es? Welche prozessuale Architektur der Therapie unterstützt diesen Wandel? In welchen Prozessphasen soll sich Paartherapie als gemeinsames Gespräch aller Teilnehmer und in welchen als »Einzeltherapie in Gegenwart des Partners« realisieren? Welches sind zentrale Fokussierungen einer Paartherapie? Wie kann sich Paartherapie als zugleich erzählter, erlebter wie gelebter Unterschied realisieren?

Das vorliegende Buch ist ein Versuch, diese Fragen aus der Perspektive einer langsamen Paartherapie zu beantworten. Langsame systemische Therapie postuliert eine metaphorische Analogie zwischen evolutionären Wandlungs- und Veränderungsprozessen einerseits und Entwicklungs- und Wandlungsprozessen in Therapien andererseits; sie betont die zentrale Bedeutung der Therapiebeziehung nicht nur als Rahmen, sondern zugleich als Medium von Transformation; sie favorisiert kleinräumige, wiederholte, multimodal gestaltete Veränderungen gegenüber »großen«, interventiven (Erzähl-)Übergängen; sie versteht Therapie als Lernvorgang, der in einer Transformation neuronaler Netzwerke von Klienten gründet (vgl. Grossmann 2009a, b; Grossmann u. Russinger 2011).

1 Mit dem Begriff »Paar« beziehe ich mich auf längerfristige heterosexuelle Partnerschaften. Manches von dem Erzählten mag auf homosexuelle Paare gut übertragbar sein, anderes nicht – meine Erfahrung mit homosexuellen Paaren ist gering.

Langsame Paartherapie geht aus von der Annahme, dass therapeutisch angeregte Veränderungen in Paarbeziehungen auf Geduld und ausreichendem Verstehen seitens der Partner wie des Therapeuten gründen; sie nimmt an, dass die meisten Veränderungen allmählich geschehen, wobei Reflexion und (wiederholtes) übendes Handeln ineinander übergehen.

Im Kontext unglücklichen partnerschaftlichen Lebens beschreiben viele Paare dieses Leben mit Metaphern des »Kämpfens« oder des »Kriegs«; sie beschreiben es als häufig eskalierenden Spannungszustand, der mit Kränkung, Verletzung, mangelnder Bedarfsdeckung, zuweilen mit Gewalt oder symptomatischen Leidenszuständen assoziiert ist. Friede hingegen – so Nadolny (1987, S. 226) in seinem Roman *Die Entdeckung der Langsamkeit* – entstehe am ehesten dort, wo Menschen langsam aufeinander zugingen: Das gilt für die Begegnung von Partnern ebenso wie für die Begegnung eines Paars und eines Therapeuten.

Fokus dieses Buchs ist die Therapie mit Paaren, die zusammenbleiben oder wieder zusammenfinden wollen. Der einfache Grund hierfür ist, dass dies die weitaus häufigste Zielsetzung von Menschen ist, die Paartherapie in Anspruch nehmen. Partner, die sich »gut« trennen wollen, bedürfen zumeist keiner paartherapeutischen Unterstützung oder nützen hierfür Mediation, Einzeltherapie und andere Formen von Hilfe.

Der vorliegende Text gliedert sich in vier große Teile. Der *erste* ist theoretischen Grundlagen gewidmet – in diesem Zusammenhang werden Fragen der Definition, des Kontextes und der Thematik von Paartherapie sowie Ergebnisse empirischer Wirkforschung rund um Paartherapie erörtert. In der Folge werden zentrale Aspekte partnerschaftlichen Lebens diskutiert. In einem weiteren Schritt wird ein biopsychosoziales Modell partnerschaftlichen Unglücks dargestellt.

Der *zweite* Teil fokussiert zentrale Aspekte des Paartherapiesystems: die Gestaltung der therapeutischen Beziehung, Gestaltungsvarianten des therapeutischen Settings sowie den makro-, meso- und mikroprozessualen Aufbau von paartherapeutischen Gesprächen.

Der *dritte* Teil beschäftigt sich mit lösungsbezogenen Implikationen des biopsychosozialen Modells partnerschaftlichen Unglücks: Er thematisiert Möglichkeiten der Verwandlung gegebener Stressbelastung von Paaren sowie die Transformation dominanter affektiver wie kognitiver Verarbeitungsprozesse der Partner. Es erkundet Möglichkeiten der Veränderung ihrer dominanten Bewältigungsstrategien und ihres narrativen Selbst. In diesem Zusammenhang werden hilfreiche paartherapeutische Interventionstechniken dargestellt und diskutiert.

Im Mittelpunkt des *vierten* Teils stehen ausgewählte paartherapeutische Themenstellungen: sexuelles Unglück, Gewalt sowie Untreue. Das Buch wird durch abschließende Überlegungen zu den Grenzen von Paartherapie abgerundet.

Denken und Handeln von Paartherapeuten ist – so Hare-Mustin (1994, S. 228) – durch ihre ethnische Zugehörigkeit, durch »Geschlecht, Klasse, Alter, sexuelle Präferenzen und anderes« wesentlich mitbestimmt. Es ist geprägt durch ihre Biografie, durch ihre Erfahrung im Kontext eigener Partnerschaft und durch einbettende gesellschaftliche Diskurse rund um partnerschaftliches Leben.

All dies spiegelt sich auch in meinem Schreiben wieder; seine Entspiegelungen und Erweiterungen verdankt es seinen Gegenleserinnen – meinen Kolleginnen Ulrike Russinger und Andrea Brandl-Nebehay sowie meiner Frau Renate.

Die in dem Buch dargelegten Erfahrungen gründen in der ambulanten Tätigkeit mit Paaren; in diesem Zusammenhang danke ich all jenen Kollegen, die im Rahmen der ambulanten systemischen Therapie (AST) in Wien als reflektierendes Team an vielen Paartherapien mitwirkten, für ihre Beiträge, ihre Fragen und ihre Anregungen.

In praktischer Hinsicht haben Brigitte Wurm, Christina Haberlehner, Ina Manfredini, Uli Wetz sowie die Mitarbeiter des Carl-Auer Verlags wesentlich zur Entstehung und Veröffentlichung des Texts beigetragen.

Vor allem danke ich all jenen Paaren, die ich im Lauf der Jahre kennenlernen durfte und an deren Verwandlung ich Anteil hatte – für ihre Erlaubnis, Ausschnitte von Therapiedialogen in anonymisierter Weise zu veröffentlichen, sowie für ihren Mut, ihre Offenheit und das Lernen, das sie mir ermöglichten.

Teil I: Theoretische Grundlagen

1 Die Besonderheit von Paartherapie

Take a sad song
and make it better.
Lennon/McCartney, »Hey Jude«

In einem Gespräch mit einem Paar stand die Überschattung der Beziehung der Partner durch die sogenannte Rechthaberei im Mittelpunkt – es fiel ihnen schwer, ihre jeweiligen Sichtweisen nebeneinanderstehen zu lassen, sie kämpften um »die Wahrheit«, selbst bei Fragen, die sie nachträglich als belanglos einstuften.

Ich bat sie, mir die Dynamik und Wirkung von »Rechthaberei« im Kontext ihrer Beziehung zu veranschaulichen: Sie positionierten einen Stuhl zwischen sich und bebilderten »Rechthaberei« als einen sich ob seiner Macht die Hände reibenden »schwarzen Teufel«, dem es immer wieder gelang, sie emotional zu trennen und lange Perioden des Schweigens zwischen ihnen auszulösen.

Wie hatte er seine Macht gewonnen? Wodurch gelang es ihm, sie zu bewahren? Welche (unbeabsichtigten) Beiträge der Partner stärkten seine Position?

Wie sich im Fortgang unseres Gesprächs zeigte, erlebten sich beide Partner als unsicher und in ihrem Selbstwert labil: Die Präsenz des »Teufels« half ihnen, sich vorübergehend größer, stärker und sicherer zu fühlen. Er war nicht nur ein gefürchteter Feind und Gegner, er war zugleich ihr Verbündeter.

Angenommen, sie würden beginnen, ihre jeweilige Unsicherheit zuzulassen ... und sie würden beginnen, einander in ihrem Selbstwert zu stärken, welche Auswirkungen auf ihre Beziehung würde dies in sich bergen? Sie verständigten sich darauf, dass sie in diesem Fall die »Rechthaberei« zur Seite stellen und so den erlebten emotionalen Abstand zwischen sich mehr und mehr überwinden könnten.

Paartherapie ist der Versuch, partnerschaftliches Unglück mithilfe von Kommunikation zu lindern oder aufzulösen. Gegenstand dieser Kommunikation sind das leidvolle Lieben und Leben eines Paares.

Paartherapie ist eine Therapie mit zwei Partnern, die jeweils individuelle Anliegen haben, die zumeist in eine gemeinsame Zielsetzung – jene der Verbesserung gemeinsamen Lebens – münden.

In aller Regel besteht die der Paartherapie zugrunde liegende Hoffnung von Partnern in der Aufrechterhaltung und befriedigenden Gestaltung ihrer gemeinsamen Beziehung. Zuweilen gilt diese Hoffnung der Klärung der Frage, ob sie ihre Beziehung fortsetzen sollen; zuweilen ist diese Hoffnung die auf eine gute Auflösung der gemeinsamen Beziehung.

Zielt Paartherapie auf eine Verbesserung der partnerschaftlichen Beziehung, so ist sie im guten Fall ein Setting, in dem Partner wechselseitig füreinander als Unterstützer fungieren: Sie helfen einander, innerhalb der Beziehung mehr jener Mann und jene Frau zu werden, der bzw. die sie sein wollen; sie helfen einander, jene Ziele, Werte und Bedürfnisse zu realisieren, die sie als Partner im Rahmen ihres gemeinsamen Lebens verfolgen.

Partner sind Teil des gleichen »Teams«: Ihr »Gegner« ist nicht der jeweils andere, sondern all das an Belastungen und Hindernissen, was ihrer Sehnsucht – ihrem »Traum der gelungenen Beziehung« und ihrem »Traum eines gelungenen Selbst« (vgl. Ahlers u. Merl 1998, S. 138) – entgegensteht.

Themenstellungen

Paartherapie fokussiert Themenstellungen, die zentral mit gemeinsamen Leben und gemeinsamer Beziehung verbunden sind.

Diese Themen sind Erfahrungen der Distanz und Kälte; häufiger Streit und hohe Spannung; erlebte Gewalt; Erfahrungen der Untreue und damit verbundene Kränkung; Problemstellungen der Sexualität und Intimität; die gemeinsame Bewältigung kritischer oder traumatischer Lebensereignisse, die einen oder beide Partner betreffen; *stuck states* (»Sackgassen«) im Angesicht von schwierigen Phasenübergängen im Lebenszyklus eines Paares; ungelöste Fragen der Kooperation im gemeinsamen Alltag und/oder in der Betreuung und Erziehung von Kindern; ungelöste Entscheidungsfragen rund um Familienplanung, um Geld und Wohnen; das Finden guter Grenzen gegenüber sozialen anderen u. v. m. Paartherapie umfasst so einen Bogen, der sich von *marital enrichment* (»Anreicherung einer Partnerschaft«) bis hin zu mediativer Trennungsberatung spannt (vgl. Schweitzer u. von Schlippe 2000, S. 1).

Partnerschaftliches Unglück ist in vielen Fällen mit dem Auftreten individueller Symptomatik bei einem oder beiden Partnern verbunden: Die belastete partnerschaftliche Interaktion ist zuweilen (Mit-)Ursache der Entstehung und Aufrechterhaltung individueller Problematik, die individuelle Problematik (Mit-)Ursache partnerschaftlichen Unglücks.

Die Reaktion eines Partners auf die Symptomatik seines Gegenübers lässt sich oftmals als Lösungs- und Bewältigungsversuch lesen, der im negativen Fall partnerschaftlichen Stress erhöht und so ein (Wieder-)Auftreten der Symptomatik begünstigt.

So verstärkt nach Fiedler et al. (1998) eine unglückliche Beziehung die Häufigkeit und Stärke depressiver Episoden.[2] Gemäß katamnestischen wie auch familienexperimentellen Untersuchungen besteht zudem ein enger Zusammenhang zwischen dem Auftreten psychotischer Symptomatik und dysfunktionaler partnerschaftlicher Kommunikation (vgl. Simon et al. 1989, S. 200).[3]

In vielen Fällen sind Panikstörungen und Phobien eng mit partnerschaftlichem Unglück verwoben, wobei ihnen eine die partnerschaftliche Nähe bzw. Distanz regulierende Funktion zugeschrieben werden kann (vgl. Schweitzer u. von Schlippe 2006, S. 91).[4] In analoger Weise korrespondiert das Auftreten von Zwangsstörungen mit partnerschaftlichen Spannungssituationen:[5] Aus einer interaktionellen Perspektive trägt partnerschaftliches Unglück vermittels der Erhöhung ohnehin gegebener Stressbelastung entscheidend zur Chronifizierung posttraumatischer Belastungsstörungen mit bei.

Ist ein Partner von einer Borderline-Störung betroffen, so ist partnerschaftliches Leben häufig durch Krisen, Substanzmittelmissbrauch, suizidale Verhaltensweisen, Impulsivität, plötzliche Trennungen und Wiederannäherungen gekennzeichnet. Hierbei oft gegebene negative biografische Erfahrungen wie sexueller Missbrauch, Vernachlässigung und/oder erlebte Misshandlung überschatten die Gegenwart gemeinsamen Lebens, indem sie in der aktuellen Beziehung

2 Zwischen Rückzugsverhalten und dem Anwachsen partnerschaftlicher Spannungen, die wiederum das Rückzugsverhalten depressiver Klienten triggern, besteht ein enger Zusammenhang. Nach Hooley (1986) korreliert die Rückfallswahrscheinlichkeit bei einer depressiven Symptomatik in hohem Maß mit dem Grad der seitens des Partners geäußerten Kritik.

3 Die Emotional-Express-Forschung belegt ein erhöhtes Wiederauftreten psychotischer Symptomatik im Kontext partnerschaftlicher Überinvolviertheit bzw. im Rahmen negativer oder entwertender partnerschaftlicher Kommunikation (vgl. Miklowitz et al. 1984).

4 »Die Symptome können für das Gefühl stehen, in einer Partnerschaft gefangen zu sein [...]. Agoraphobie und Panik können anzeigen, dass vor Kurzem ein kritischer Wechsel der Lebensbezüge erfolgt ist und dass dieser noch nicht angemessen verarbeitet wurde, oder auch, dass ein Wechsel ansteht« (ebd., S. 92).

5 »Die interpersonelle Funktionalität der Zwänge liegt vor allem in der Regulierung der Beziehung zu nahen Bezugspersonen. Mit ihrem unterschwellig aggressiven Interaktionsstil können Distanz und indirekt die Respektierung der persönlichen Integrität erreicht sowie gefühlbetontere, spontanere und engere Beziehungen [...] vermieden werden« (Schweitzer u. von Schlippe 2006, S. 108f.). Das Auftreten von Zwängen ermöglicht unter anderem die Beendigung von »Kontrollkämpfen« zwischen Partnern – sie enden in einer »Kapitulation vor dem Zwang« (ebd., S. 110).

reinszeniert werden; umgekehrt trägt partnerschaftliches Unglück dazu bei, dass negative biografische Erfahrungen getriggert und reaktiviert werden. Mehrere Studien belegen zudem Zusammenhänge zwischen Somatisierungsstörungen und partnerschaftlichem Unglück (vgl. McDaniel et al. 1997, S. 170).

In vielen Fällen ist ein Substanzmittelmissbrauch eines Partners bzw. beider Partner in einen partnerschaftlichen Bezugskontext miteingebettet – er korreliert vielfach mit dem Ausmaß an partnerschaftlichem Stress und stellt zugleich eine zentrale Copingstrategie von Partnern für Konflikte in der Beziehung dar, die ihrerseits durch das Konsumverhalten mit ausgelöst werden.

Die Verknüpfung von individueller Symptomatik und partnerschaftlichem Leben wirkt freilich in beide Richtungen – glückliche Paarbeziehungen wirken einer Generierung bzw. Chronifizierung individueller biopsychosozialer Leidenszustände entgegen. Es gibt eine (begrenzte) » (er)lösende Kraft« des Liebens und gemeinsamen Lebens – gute Paarbeziehungen wirken gesundheitsfördernd und lebensverlängernd. Sie stärken die Resilienz der Partner. Sie machen jenes Unglück, dem Menschen im Lauf ihres Lebens begegnen, erträglicher – sei es, weil Partner es gemeinsam tragen, sei es, weil partnerschaftliches Leben Halt gibt, wenn vieles andere haltlos und unsicher scheint.

Ergebnisse paartherapeutischer Wirkforschung

Paartherapie ist nur einer von vielen möglichen Wegen, die Partner zur Linderung oder Auflösung von gemeinsamem Unglück – von einem Leiden mit- und aneinander – einschlagen können. Partnerschaftliches Unglück transformiert sich auf vielerlei Weise; und vorübergehendes Unglück ist Teil jeder dauerhaften Beziehung.

Paartherapie ist ein im Vergleich zu Einzel-, Gruppen- wie auch Familientherapie historisch junges Setting: Erste umfassendere Publikationen zur Paartherapie erschienen in den 60er-Jahren des 20. Jahrhunderts. Diese marginalisierte Position spiegelt sich auch in der bis vor Kurzem relativ geringen Zahl von Studien zur Wirksamkeit von Paartherapie wider.[6]

6 Vor diesem Hintergrund ist es ein »Hauptanliegen der Paartherapie [...], sich den ganzen Reichtum des in den vergangenen Jahrzehnten entwickelten Denkens und Handelns zu erschließen, diese Errungenschaften wahrzunehmen und durch den möglichst offenen Austausch mit dem Denken und Handeln der Psychotherapie insgesamt und durch

Paartherapie ist ein oft schwieriges und herausforderndes Setting. Diese Einschätzung ist nicht nur Ausdruck persönlicher Erfahrung, sie korrespondiert auch mit den Ergebnissen empirischer Wirkforschung:

> »Die klinische Bedeutung von Paartherapie ist fraglich. Nach allgemeiner Schlussfolgerung zeigen weniger als die Hälfte der Paare positive klinische Behandlungsergebnisse. Diese Rate ist einheitlich in unterschiedlichsten Studien und Behandlungmodalitäten« (Sexton et al. 2004, p. 598; Übers.: K. P. G.).

Paartherapien haben eine im Vergleich zur Einzel- wie Familientherapie begrenzte Wirksamkeit – nur bei etwa 50 % aller Paare, die Paartherapie in Anspruch nehmen, zeigen sich zwei Jahre nach Therapieende anhaltende Verbesserungen bzw. eine erhöhte Zufriedenheit im Kontext der gemeinsamen Beziehung. Selbst diese Verbesserung ist relativ:

> »Es gelingt« – so Grawe et al. (1994, S. 544) – »im Durchschnitt offenbar nicht, Paare durch die Behandlung mit ihrer Partnerbeziehung so zufrieden zu machen, wie es der Durchschnitt der Normalbevölkerung ist.«

Dieser Befund wird unter anderem durch die Ergebnisse der umfassenden *Beratungsbegleitenden Forschung* von Klann und Hahlweg (1994) bestätigt.[7] Im Kontext der hierbei untersuchten Paartherapien – die erfassten Therapeuten und Berater waren erfahrene Professionalisten mit einer mittleren Berufserfahrung von zehn Jahren sowie einer vorwiegend systemischen Ausrichtung – zeigt sich zwar eine Verbesserung in manchen Bereichen, die Messwerte nach einer Therapie bzw. Beratung liegen jedoch immer noch unter den Werten von mit ihrer Beziehung zufriedenen Paaren. Diesem Ergebnis entspricht die Erfahrung vieler Therapeuten, dass Paartherapien häufig in eine anschließende Trennung oder Scheidung münden (vgl. Willi 2000, S. 29; Schweitzer u. von Schlippe 2000, S. 1).

---

den interdisziplinären Austausch mit anderen philosophischen, soziologischen, historischen und selbstverständlich auch biologischen Humanwissenschaften beständig weiterzuentwickeln« (Wirsching 2002, S. 141).

7 Als Grundlage dieser Studie diente der sogenannte EPF (Ehe- und Partnerschafts-Fragebogen), der insgesamt 120 – über zehn verschiedene Skalen bzw. Themenbereiche (Kommunikation, Sexualität, Problemlösung, Kindererziehung u. a.) verteilte – Fragen umfasst.

Gemäß den Ergebnissen der *Beratungsbegleitenden Forschung* (Klann u. Hahlweg 1994) sind die Effektstärken von Paartherapie bei der »globalen Ehezufriedenheit« am stärksten, am geringsten bei den Themenbereichen »Sexualität« und »Konflikte in der Kindererziehung«:[8] Hier – so das Resümee von Schindler et al. (1998, S 131) – geht Paartherapie

> »an den Wünschen und offensichtlichen Problemen der Klienten vorbei und bietet keine ausreichende Basis für konstruktive Veränderungen, die für eine tiefgreifende Verbesserung der Partnerschaft notwendig sind.«

Eine große Zahl von Studien belegt eine im Vergleich zu Einzeltherapie tendenziell hohe Abbruchrate – gemäß Klann und Hahlweg (1994) liegt sie bei 49 %, nach einer Metaanalyse von Davis und Dhillon (1989) liegt die Drop-out-Rate bei 47 %; nach einer Studie von Reiter-Theil et al. (1985, S. 150) werden 48 % aller Paartherapien bzw. Paarberatungen in einem institutionellen Beratungskontext vorzeitig beendet.

Im Vergleich einzelner paartherapeutischer Ansätze zeigen sich keine signifikanten Wirkunterschiede, was dem »Dodo-Verdikt« der Psychotherapieforschung (vgl. Luborsky et al. 1975) – der nachgewiesenen analogen Wirksamkeit unterschiedlicher wissenschaftlicher Therapieansätze – entspricht:

> »Werden unterschiedliche theoretische Ansätze empirisch miteinander verglichen, zeigen die Resultate, dass verschiedene Behandlungsstrategien gleichermaßen effektiv darin sind, belastete Paare zu unterstützen« (Baucom et al. 1998, p. 87; Übers.: K. P. G.).

Dieses Ergebnis wird durch Metaanalysen bestätigt: Es gibt keine Wirkunterschiede zwischen behavioralen, kognitiv-behavioralen und sogenannten einsichtsorientierten Paartherapien (vgl. Sexton et al. 2004) bzw. zwischen nichtsystemischen und systemischen paartherapeutischen Ansätzen (vgl. Shadish et al. 1995).

Prädiktoren für hilfreiche Paartherapie sind bislang noch wenig spezifiziert – sicher scheint gegenwärtig, dass ein sehr hohes Maß an partnerschaftlicher Unzufriedenheit zu Therapiebeginn sowie eine hohe Ausprägung an depressiver Symptomatik bei zumindest einem

8 Die erhobenen Effektstärken sind bei Frauen ausgeprägter als bei Männern.

der Partner mit einem deutlich geringeren Therapieerfolg einhergehen (vgl. Sexton et al. 2004, p. 608).

Welche Wirkfaktoren tragen zu einer hilfreichen Paartherapie bei? Aus der Sicht empirischer Forschung sind dies die Reduktion negativer partnerschaftlicher Kommunikation, positive therapeutische Haltungen wie

> »das Nähren von Hoffnung, das Vermeiden von Bündnissen mit einem der Partner, das zeitlich abgestimmte Begleiten positiver Veränderung« (Sexton et al. 2004, p. 612; Übers.: K. P. G.) sowie die Herstellung von Sicherheit und Vertrauen im Kontext des gemeinsamen Dialogs.

Spezifika des paartherapeutischen Settings

Was trägt zu der begrenzten Effektivität von Paartherapie bei? Viele Paare nehmen Paartherapie vor dem Hintergrund tiefer wechselseitiger Verletzungen in Anspruch; Paartherapie wird vielfach erst zu einem Zeitpunkt genutzt, da sich partnerschaftliches Unglück schon chronifiziert hat; Paartherapie wird häufig als »letzte Chance« gedacht, das Szenario der Trennung oder Scheidung bildet immerzu eine naheliegende Alternative.

Die Inanspruchnahme von Paartherapie ist in vielen Fällen mit Angst oder Skepsis seitens eines Partners bzw. beider Partner verbunden – sei es, weil negative Vorerfahrungen bestehen, sei es, weil Paartherapie als Eingriff in die Intimität der Beziehung erlebt wird, sei es, weil der Therapeut seitens eines Partners als Konkurrent betrachtet wird, u. a.

Viele Partner suchen Paartherapie mit unterschiedlicher bzw. unterschiedlich starker Motivation auf. Häufig bezieht sich ihre Motivation auf unterschiedliche Themen: Ein Partner ist motiviert dazu, im Kontext partnerschaftlichen Konfliktverhaltens nach Lösungen zu suchen, der andere sucht nach Lösungen für nicht zufriedenstellende Rollenaufteilungen; für den einen steht die Thematik unbefriedigender Sexualität, für den anderen die Thematik der Abgrenzung zu sozialen Anderen im Vordergrund. In vielen Fällen ist die Veränderungsmotivation von Partnern (ausschließlich) auf eine Veränderung des jeweils anderen gerichtet.

Zudem läuft der paartherapeutische Dialog immer Gefahr, sich dem Alltagsdialog eines Paares anzunähern oder ihm im Sinne einer »Systemähnlichkeit« (vgl. Schiepek 1991, S. 272) zu gleichen: Paartherapie ist eine In-vivo-Therapie, in der Problemhaftes nicht nur (erzählter) Gegenstand des gemeinsamen Gesprächs ist, sondern immer auch zugleich durch die Anwesenheit und die spezifische Form der Kommunikation beider Partner im Hier und Jetzt des Dialogs reaktualisiert wird. Das erschwert die Einnahme einer dissoziierten Perspektive seitens der Partner – der mit der Anwesenheit des Partners verbundene Stress evoziert ein »Mehr desselben« (Watzlawick) und behindert so das beabsichtigte Lernen des Paares.

Was spricht trotz der insbesondere im Vergleich zur Einzeltherapie kritischen Befundlage für ein paartherapeutisches Setting? Dafür spricht der Bedarf bzw. Wunsch von Partnern, ihr Unglück gemeinsam zu bewältigen und die mit Wandel, Lernen und Veränderung verbundene Mühe und Anstrengung gemeinsam auf sich zu nehmen. Dafür spricht, dass Einzeltherapien rund um die Thematik partnerschaftlichen Lebens im Allgemeinen weniger zu dessen Wandel beitragen als gemeinsame Dialoge:

> »Nehmen beide Partner gemeinsam Therapie für partnerschaftliche Probleme in Anspruch, ist die Chance eines positiven Behandlungsergebnisses größer als im Kontext der einzeltherapeutischen Behandlung eines Partners allein« (Gurman et al. 1986, p. 572; Übers.: K. P. G.).

Dies entspricht der Perspektive Grawes, dass

> »die Schwierigkeiten eines Patienten am besten in einem Setting behandelt werden können, in dem ebendiese Schwierigkeiten aktualisiert werden« (Grawe et al. 1994, S. 704).

Die gemeinsame Therapie eines Paares ist in vielen Fällen schon ihrem Wesen nach mit positiver Bedeutung versehen. Gemeinsame Therapie bedeutet: Die Partner nehmen sich Zeit füreinander und sie investieren Aufmerksamkeit in die gemeinsame Beziehung – das Setting gemeinsamer Therapie ist in vielen Fällen Teil der Lösung; last, but not least ermöglicht Paartherapie parallele und gleichzeitige Lernprozesse der Partner.

Paartherapie impliziert, dass im gemeinsamen Gespräch der Partner problemassoziierte Fühl-, Denk- und Verhaltensmuster (FDV-

Muster)[9] aktiviert werden: Das macht Paartherapie schwierig für alle am Gespräch Beteiligten; andererseits bietet die Aktivierung dieser Muster eine zentrale Gelegenheit zu ihrer Veränderung im Hier und Jetzt.

9 »FDV-Muster« steht für »Fühl-Denk-Verhaltens-Muster« und ist ein Pendant zu dem von Schiepek (1999, S. 171) verwendeten Begriff »Fühl-Denk-Verhaltens-Programm«.

2 Partnerschaftliches Leben

I've looked at love from both sides now,
from give and take, and still somehow
it's love's illusions, I recall.
I really don't know love at all.
Joni Mitchell, »Both Sides Now«

Ein Paar kam zwei Jahre nach seiner Trennung zu einem Erstgespräch, weil beide Partner überlegten, ihre Beziehung wieder aufzunehmen. Sie hatten sich getrennt, nachdem der Mann eine Liebesbeziehung zu einer Kollegin eingegangen war – diese Beziehung war jedoch nach einem Jahr gescheitert. Er war zuerst zu seiner Freundin und später in eine kleine Wohnung gezogen, seine Frau war gemeinsam mit den beiden Kindern im Haus geblieben.

Nun sehnte er sich danach, sein »altes Leben« zurückzubekommen. Seine Frau war ambivalent – einerseits wünschte sie seine Rückkehr, andererseits vermutete sie, dass sein Motiv zur Rückkehr weniger mit seiner Liebe zu ihr als vielmehr mit seiner »Unfähigkeit, allein zu sein« in Zusammenhang stand.

Wie konnte sie Sicherheit in Bezug auf seine Motive gewinnen? Sie wünschte sich keine Rückkehr in das »alte Leben« (das sich in ihrer Erinnerung in den Jahren vor ihrer Trennung zunehmend karg und lieblos gestaltet hatte), sondern sie wollte ein »neues«. So kamen wir überein, eine Serie von Gesprächen dem Austausch ihrer Vorstellungen davon zu widmen, wie sich ein »neues Leben« gestalten könnte.

Was macht das Wesen partnerschaftlichen Lebens aus? Was bestimmt seine Alltäglichkeit? Wie entfaltet es sich in Zeit und Raum? Was erschwert es? Was erleichtert es? In welche biologischen, psychischen, familiären, ökonomischen und soziokulturellen Kontexte, die an seinem Gelingen wie Scheitern mitweben, ist es eingebettet?

Funktionen von Paarbeziehungen

Partnerschaftliches Glück wie Unglück ist unter anderem daran gebunden, ob und in welchem Ausmaß gemeinsames Leben jene Sinnfunktionen erfüllt, die Paarbeziehungen innewohnen und/oder zugeschrieben werden.

Paarbeziehungen haben eine biologische, eine sozioökonomische und eine psychische Sinndimension: Standen in der Vergangenheit insbesondere die biologische wie sozioökonomische Funktion partnerschaftlichen Lebens im Mittelpunkt, so ist es in der Gegenwart vor allem die psychische Sinnfunktion, welche die Entstehung und Aufrechterhaltung längerfristiger Paarbeziehungen begründet.

Biologische Funktionsebene

Aus einem biologisch-evolutionsgeschichtlichen Blickwinkel gleichen Partner in langfristigen Paarbeziehungen zwei Schiffen, die als Gefährte für menschliche DNS dienen und im Konvoi durch Raum und Zeit reisen: Sie stellen wechselseitig die Reproduktion ihrer jeweiligen DNS sicher.

Aus dieser Perspektive entstand partnerschaftliches Leben aus seinem Zusammenhang mit Sexualität – Partnerschaften dienen der Entstehung bzw. der arbeitsteiligen Versorgung, der Aufzucht und dem Schutz von Kindern. Liebe ist vor diesem Hintergrund ein Beiwerk, das es ermöglicht, eine erfolgte Partnerwahl und damit eine Paarbeziehung über längere Zeiträume hin zu stabilisieren.

In einem biologischen Zusammenhang gründet weibliches wie männliches Partnerwahlverhalten in evolutionär determinierten Präferenzen und erfolgt nach unterschiedlichen Kriterien. Diese Präferenzen sind auch mitverantwortlich für das Konfliktpotenzial gemeinsamen Lebens. Partnerschaftliche Konflikte verweisen über individuelle Unterschiede von Partnern hinaus auf grundlegende biologische Unterschiede, die zugleich ein Leben miteinander bereichern und Partner füreinander faszinierend und attraktiv machen.[10]

Aus soziobiologischer Perspektive ist nicht nur die Partnerwahl, sondern auch die dauerhafte Gestaltung einer Beziehung durch evolutionär geformte Strategien mitdeterminiert, wobei sich Frauen und Männer kulturübergreifend in ihren jeweiligen Taktiken bei der Partnerbindung unterscheiden. In vielen Fällen sind weibliche und männliche Taktiken koevolutionär verschränkt: Die von Frauen präferierte Taktik, sich für Partner attraktiv zu machen – etwa indem sie das eigene Erscheinungsbild verbessern oder Ressourcen (Geschenke) zur

10 Gemäß der »Theorie der elterlichen Investition« (vgl. Buss 2004) verhält sich jenes Geschlecht, das mehr in den Nachwuchs investiert (bei Menschen in der Regel das weibliche), in der Partnerwahl wählerischer; jenes Geschlecht, das weniger in den Nachwuchs investiert (in der Regel das männliche), konkurriert stärker um das andere.

Schau stellen –, korrespondiert mit der männlichen Bindungstaktik der Zur-Verfügung-Stellung von Ressourcen.

Viele dieser Bindungstaktiken sind aber auch mit partnerschaftlichem Unglück eng verwoben – etwa vorrangig von Männern utilisierte Strategien der Gewalt gegen Partnerinnen oder der Gewalt gegen Rivalen wie auch vorrangig von Frauen utilisierte Strategien der Überwachung oder Abschirmung des Partners, der Auslösung von Eifersucht u. a.

Sozioökonomische Funktionsebene

Jenseits ihrer biologischen Sinnfunktion bzw. in Abstimmung mit ihr dienen längerfristige Paarbeziehungen der Bewältigung des Alltags sowie der Aufrechterhaltung und Verbesserung des sozioökonomischen Status bzw. der Ressourcen der Partner und ihrer Kinder.

In diesem Zusammenhang waren Partnerschaften über Jahrtausende hinweg an Arbeitsteilung zwischen Partnern und diese wiederum an die Konstruktion von Gender-Unterschieden gebunden (und sind es in vielem auch heute noch) – an die Konstruktion von »Weiblichkeit« und »Männlichkeit« und damit assoziierte Rollen, Regeln und Strukturen gemeinsamen Lebens.

Gleich der biologischen birgt die sozioökonomische Sinndimension von Paarbeziehungen das Potenzial von wechselseitiger Bereicherung wie Konfliktspannung in sich.

Die auf patriarchalen Gender- und Rollenkonstruktionen basierende historische Arbeitsteilung von Frauen und Männern barg Licht wie Schatten: Sie stellte eine (relativ) stabile Konstruktion weiblicher wie männlicher Identität sicher; sie sorgte für eindeutige Entscheidungsstrukturen und abgetrennte Verantwortungsbereiche und enthob Partner der Notwendigkeit, ihr Alltagshandeln zu konsensualisieren; die hohe Normierung des Rollenverhaltens reduzierte partnerschaftliche Konflikte bzw. ihre Austragung.

Den Preis hierfür zahlten (und zahlen nach wie vor vielerorts) vor allem die Frauen – mit der Einschränkung ihres Lebens und ihrer Lebendigkeit, mit der Einschränkung ihrer Träume und Lebensentwürfe, mit Verlust von Autonomie, in Form von Abhängigkeit und Unterordnung, mit der zuweilen alltäglichen Erfahrung körperlicher, psychischer, sozioökonomischer und/oder sexueller Gewalt durch ihre Partner.

In modernen Gesellschaften werde viele Bereiche einer Paarbeziehung von beiden Partnern zunehmend gemeinsam bearbeitet –

etwa das Einkommen, der Haushalt, die Erziehung der Kinder, die Gestaltung der sozialen Kontakte usf. Dies erfordert von Partnern eine fortwährende Verhandlung von Unterschieden und impliziert zugleich ein erhöhtes Konfliktpotenzial:

> »An den Schnittstellen, wo situativ beide zuständig sind, werden die persönlichen Unterschiede in der Herangehensweise und der Prioritätensetzung deutlich. Während diese Unterschiede in ruhigen Paarzeiten als willkommene Erweiterung oder höchstens als persönliche Eigenheiten und die Gespräche darüber als verbindendes Element erlebt werden, können sie in schwierigen Zeiten zu unüberwindlich erscheinenden Hindernissen und extremer Überforderung führen« (Kuttenreiter u. Thomanetz 2010, S. 35).

Partnerschaftliches Unglück lässt sich so in vielen Fällen als Zeichen der Überforderung von Paarbeziehungen lesen,

> »die durch den Ausfall von stützenden, identitätsstiftenden sozialen Kollektiven in einer komplexer werden Umwelt, die täglich viele Entscheidungen fordert, verursacht werden« (ebd.).

Das Abhandenkommen fixierter gesellschaftlicher Rollen, Passformen und partnerschaftlicher Rituale in der Gegenwart ist mehrdeutig – es bringt Autonomiegewinn, die Erfahrung von (zunehmender) Freiheit und Gleichheit, aber auch einen Verlust an Sicherheit und Stabilität, da Partner zunehmend seltener auf intergenerativ weitergereichte Rollen- und Identitätsmuster zurückgreifen können.

Psychische Funktionsebene

Unter einem psychologischen Blickwinkel ist langfristige Paarbeziehung eine funktionale Möglichkeit, den psychischen Bedarf von Partnern an Liebe, Macht und Sinn wechselseitig relativ verlässlich sicherzustellen (vgl. Merl 1998, S. 111).

Gemäß Luhmann (2003) ist die gegenwärtige Gesellschaft in viele einzelne Teilbereiche ausdifferenziert – jedes Individuum ist so auf vielfache Weise verwurzelt, allerdings erschwert dies zugleich eine identitätsbildende Interaktion für den Einzelnen. Die Vielzahl an Rollen in den gesellschaftlichen Teilbereichen führt zu einer Dominanz unpersönlicher Kommunikation, die dem Bedarf von Menschen, als individuell und einzigartig anerkannt und wahrgenommen zu werden, nicht gerecht wird. Genau diesen Bedarf deckt – so Fuchs (1999) – partnerschaftliches Leben bzw. die Liebe: Sie motiviert als Kommunikationsmedium dazu, sich einem anderen unter Ausblendung von Idiosynkrasien in seiner »Ganzheit« zu nähern. Durch diese ganzheitliche Annahme entsteht eine wechselseitige Bestätigung des »Selbstseins« und des jeweiligen »Weltbezugs«.

Partner ermöglichen einander eine Bestätigung der eigenen Identität und eine wechselseitige Festigung ihres Selbstwertgefühls. Insbesondere im Kontext der mit der Globalisierung einhergehenden »Obdachlosigkeit« (Hiebinger 2006) des modernen Menschen – im Kontext der Losgelöstheit des Individuums von religiösen Bezügen und gesellschaftlichen Traditionen – wird die Paarbeziehung zu einem zentralen Erfahrungsraum für eigene Identität: Sie soll Zuflucht vor einer Welt geben, die zunehmend schneller, komplexer und unberechenbarer wird.

Damit treten die biologische wie sozioökonomische Sinnfunktion von Paarbeziehungen mehr und mehr in den Hintergrund: Gegenwärtige Paarbeziehungen gründen vor allem in Beziehungswerten von Liebe und Intimität – in gegenseitiger Offenheit, in Vertrauen, in Gleichberechtigung der Partner und im Dialog (vgl. Giddens 2001, S. 80). Gegenwärtige Paarbeziehung realisiert sich – so auch Kuttenreiter und Thomanetz (2010, S. 34) – in einem »fortgesetzten und gemeinsamen Produzieren von Liebe«.

Die Betonung der psychischen Sinndimension von Partnerschaft in der Gegenwart hat freilich auch ihren Preis:

> »Die gegenwärtige Zweierbeziehung ist mehr und mehr auf andere denn wirtschaftliche Bedürfnisse fokussiert, nämlich auf emotionale. Die emotionalen Befriedigungen, also Geborgenheit, Liebe, Sexualität, Intimität, Nähe, sind aber störbar, in jedem Fall sehr viel riskanter und austauschbarer als die materialen« (Schmidt 1993, S. 15, zit. nach Hiebinger 2006, S. 79).

Partnerschaft und Liebe

Dass in der Gegenwart partnerschaftliches Leben eng mit dem Bestehen von (romantischer) Liebe verwoben ist, ist keine selbstverständliche Verknüpfung: Partnerschaftliches Leben und Lieben waren in vielen gesellschaftlichen Kontexten über Jahrtausende hinweg getrennte Wirklichkeiten und sind es zum Teil bis heute.

Zwar war »Liebe« im europäischen Mittelalter ein viel gebrauchter Begriff, allerdings war er vornehmlich auf die Gottes- und Nächstenliebe bezogen, die eheliche Liebe wurde kaum erwähnt.[11]

Diese Getrenntheit von Partnerschaft und Liebe zeigt sich auch etymologisch (s. Kluge 1999, S. 518): »Lieben« als Abstraktbildung zum Adjektiv *lieb* entstand aus den althochdeutschen Begriffen *liubī* (9. Jahrhundert) und *lioba* (11. Jahrhundert), die im Mittelhochdeutschen zu *liebe* wurden; *liebe* stand für »Wohlgefallen«, für »Liebsein« oder »Liebhaben«, für »Gunst« und »Freundlichkeit«. Erst mit dem 16. Jahrhundert bekam das Wort seine heutige Bedeutung und verdrängte jenen Begriff, der dem heutigen Verständnis eines Liebesgefühls zwischen Partnern am nächsten kommt – den älteren Ausdruck »Minne«.[12]

Bis zum Anfang des 19. Jahrhunderts wurde eheliche Liebe als Verhaltensgebot verstanden, das sich aufgrund einer Eheschließung, nicht als Folge der Zuneigung von zwei Partnern ergab. Der Sinn bzw. Zweck einer ehelichen Partnerschaft bestand in der Sicherung oder Verbesserung des sozioökonomischen Status der Partner, in ihrer wechselseitigen Unterstützung und Arbeitsteilung, in der Reproduktion und in der Sozialisation von Kindern.

Erst mit der Romantik wurde das Ideal der romantischen Liebe in die Ehe von Adeligen wie Bürgern eingeführt; erst im Lauf des 19. Jahrhunderts wurde das Lieben von Partnern neben sachlichen Kriterien – Vermögen, Bildung, Alter, Status, Arbeitskraft – zu einem bestimmenden Aspekt ehelicher Bindung.

Im »Code der romantischen Liebe« (vgl. Luhmann 2003) wurde nicht nur die Einheit von Ehe und Liebe, sondern auch jene von Liebesgefühl und Sexualität konstruiert; dieser Code implizierte zugleich die Aufrichtigkeit und Dauerhaftigkeit von Liebe sowie die Vollendung von Liebe in der gemeinsamen Elternschaft.

Der Übergang von einer sogenannten Versorgungs- zu einer Liebesehe wurde unter anderem durch die bürgerliche Frauenbewegung Ende des 19. Jahrhunderts forciert, nach deren Auffassung Erstere als unsittlich galt. Die Frauenbewegung propagierte die weibliche

11 »Minne« bedeutete ursprünglich »Erinnerung« bzw. »liebendes Gedenken« – diese Minne konnte Gott, den Eltern oder Freunden gelten, vor allem aber bezeichnete sie die Liebe eines Ritters zu einer verheirateten Frau (oft der Gemahlin seines Herrn), für deren Namen und Zeichen er kämpfte (siehe z. B. Dudenredaktion 2007).

12 Diese huldigende Liebe des Ritters war zumeist platonisch und sexuell unerfüllt, was unter anderem in der »Minneklage« seinen Ausdruck fand.

Berufstätigkeit, da sie es Frauen ermögliche, eine »Geldheirat« abzulehnen. Dieses Motiv der Auflösung psychosozialer wie ökonomischer weiblicher Abhängigkeit wurde in der Mitte des 20. Jahrhunderts von Simone de Beauvoir wie auch von der Frauenbewegung der 1970er-Jahre erneut aufgegriffen und trug wesentlich zu einer zunehmenden rechtlichen Gleichstellung von Frauen und Männern in gegenwärtigen Partnerschaften bei.

In der Gegenwart sind Paarbeziehungen wesentlich durch Deinstitutionalisierung – ein Abnehmen jener normativen Verbindlichkeit, die mit einem bürgerlichen Ehe- und Familienmodell und seiner impliziten Rollenverteilung einhergeht – sowie durch die Wahlfreiheit der Partner charakterisiert.

Die Auflösung traditioneller Geschlechterrollen bzw. das Ende eines patriarchalischen Leitbildes im Kontext partnerschaftlichen wie familiären Lebens korrespondiert mit einem Absinken der durchschnittlichen Kinderzahl pro Frau sowie einer zunehmenden Zahl von Scheidungen, auch mit der Zunahme der Erwerbsquote von Frauen:[13] Das eigene Einkommen von Frauen ermöglicht eine Zunahme weiblicher Autonomie, eine Transformation von weiblichen wie männlichen Rollenbildern und die Aufhebung einer primär männlichen ökonomischen Versorgungsfunktion, die sich nach dem Zweiten Weltkrieg erneut etabliert hatte.

Mehr oder minder klare Rollenzuschreibungen in Bezug auf gemeinsames partnerschaftliches Leben wurden insbesondere im Kontext der Aufbrüche der 1960er-Jahre und des anschließenden feministischen Diskurses mehr und mehr aufgelöst. Partnerschaftliches wie familiäres Leben gestaltet sich seitdem in Form einer Pluralisierung und Entstandardisierung familiärer Lebensmuster (vgl. Keupp 1990, S. 710). Dies spiegelt sich unter anderem in einem Rückgang der Heiratsneigung wider – diese wie auch die niedrigen Geburtenzahlen lassen sich als risikominimierende Strategien lesen, mit deren Hilfe Partner versuchen, die Tür für eine Beendigung der Beziehung bzw. für eine eventuelle neue Partnerschaft offen zu halten (vgl. Hiebinger 2006, S. 70): Je weniger Paare gemeinsam »aufbauen«, desto weniger gibt es, das sie zusammenhält; und desto leichter fällt es, eine partnerschaftliche Beziehung auch wieder zu beenden.

13 Waren etwa 1986 nur 61,2 % aller 40- bis 44-jährigen Frauen in Österreich berufstätig, so waren es zehn Jahre später bereits 75,5 % (vgl. Hiebinger 2006, S. 47).

Mit der Gegenwart entkoppelt sich, was die Romantik zumindest partiell zusammenführte – Liebe, Ehe und Sexualität; Sexualität und Fortpflanzung; biologische und soziale Elternschaft.

In der Gegenwart bildet Liebe die wichtigste Dimension für den Zusammenhalt eines Paares (vgl. Riehl-Emde 2004, S. 112).

Platon führt Liebe darauf zurück, dass in den frühen Tagen der Menschheit männlich-weibliche Zwitterwesen von Zeus getrennt wurden, die in der Liebe bzw. Sexualität versuchen, einander wiederzufinden. In ähnlicher Weise denkt Freud Liebe als ein »Wiederfinden« – gesucht (und fallweise gefunden) wird entweder die nährende Mutter bzw. der schützende Vater als das ursprüngliche, aber verloren gegangene Liebesobjekt (Objektwahl nach dem Anlehnungstypus) oder die (verloren gegangene) Einheit eines Ich, in der sich Real-Ich und Ideal-Ich decken (Objektwahl nach dem narzisstischen Typus) (vgl. Riehl-Emde 2004, S. 115). In Analogie zu Platon wie Freud betrachtet Fromm (2003, S. 25) Liebe als Möglichkeit der Überwindung des »Bewusstseins der menschlichen Getrenntheit«.

Sternberg (1986, p. 125) unterscheidet in seiner »Dreieckstheorie der Liebe« drei Komponenten von Liebe: eine emotionale (»intimacy«), eine motivationale (»passion«) sowie eine kognitive (»decision« bzw. »commitment«).[14] Alle drei Elemente können – so Sternberg – relativ unabhängig voneinander bestehen: Es gibt eine Liebe ohne Intimität, eine Liebe ohne Passion, eine Liebe ohne Verbindlichkeit – aber es gibt keine Liebe ohne zumindest einer dieser Komponenten.

Die von Sternberg getroffene Unterscheidung weist Analogien zu anderen phänomenologischen Bestimmungen des Liebens auf: So unterscheidet Lee (1973) eine romantische Liebe (»eros«) von einer spielerischen (»ludus«) und einer freundschaftlichen (»storge«) bzw. einer Kombination dieser Grundmuster in Form besitzergreifender (»mania«), pragmatischer (»pragma«) und altruistischer Liebe (»agape«).

Willi (1999) definiert Liebe als Kombination aus Zuneigung, Freundschaft, Sexualität, Verpflichtung, gemeinsamer Problembewältigung und einem von den Partnern geteilten sozialen Netzwerk.

Nach Riehl-Emde (2004) umschreibt Liebe ein breites Spektrum an intellektueller wie sinnlich-erotischer Verbundenheit – im Gegensatz dazu denkt sie Verliebtheit als zeitlich begrenzten, oft plötzlich auftretenden Gefühlszustand, der mit einer Steigerung der Vitalität,

14 »Decision« umschreibt die kurzfristige, »commitment« die langfristige Entschiedenheit von Partnern.

mit größerem Lebensmut, mit intensivierter Sinneswahrnehmung, mit einem größeren Bedürfnis nach Zärtlichkeit und Sexualität einhergeht.

Nach Retzer (2009, S. 37) ist Liebe ein »Geschenk«, das frei ist von ökonomischen Regeln – Ehe bzw. Partnerschaft hingegen repräsentieren ein bewusst eingegangenes Vertragsverhältnis, das (im Kontext moderner Gesellschaften) auf einem Entschluss von zwei Partnern beruht und eine »gemäßigte Form intimer Organisation« darstellt. Partnerschaft ist rational auf dauerhafte Kooperation hin angelegt. Ihre Logik gründet in individuellen Ansprüchen auf Gerechtigkeit, Gleichberechtigung und Herrschaftsfreiheit seitens der Partner, die sich zur Durchsetzung dieser Ansprüche spezifischer Verfahrensweisen – der Verhandlung, des Kompromisses, des Einklagens auf der Grundlage von Gleichheit – bedienen (vgl. Retzer 2006, S. 135). Die Logik der Liebesbeziehung hingegen verkörpert nach Retzer die »irrationale« Dimension einer Paarbeziehung:

> »Die Liebe erhebt [...] den Anspruch auf Bedingungslosigkeit und Absolutheit, man liebt den anderen ganz oder gar nicht; wenn man liebt, dann kann man keine Detailaspekte lieben, Lieben kann, ja muss großzügig auf Gerechtigkeit verzichten. In der Liebe gibt es auch keine Fairness [...]. In der Liebe lassen sich keine Ansprüche ableiten oder geltend machen, sie ist weder Verdienst, noch lassen sich in und mit ihr Verdienste erwerben. Sie entzieht sich jeglicher Vertragsfähigkeit. Sie kann weder erzwungen noch jemandem geschuldet werden. Es kann also bei der Liebe nicht darum gehen, sich zu vertragen, sondern allenfalls darum, sich zu ertragen [...]. Der Liebende liebt jenseits von Lohn und Verachtung und von Gut und Böse« (ebd., S. 135).

Partnerschaftliches Leben geht im guten Fall mit fortwährender Variation einher. Wir streiten und versöhnen uns, sind einander einmal nah, einmal fern, pendeln zwischen Lust und Unlust, zwischen Entspanntheit, Frustration, Ärger und Zorn, Freude und Trauer. Wir sind zuweilen feinfühlig, warmherzig, fürsorglich, zuweilen kalt, abgewandt, ungerecht, rücksichtslos. Wir sind als Partner wie als Paar alles andere als eine Einheit und sind es doch zugleich.

Österreichweit zeigt sich eine starke Zunahme von Scheidungen (Hiebinger 2006, S. 38): Kamen 1986 auf 100 Eheschließungen 25 Scheidungen, waren es zehn Jahre später 36 Scheidungen, während es gegenwärtig zwischen 50 und (in urbanen Gebieten) 60 Scheidungen sind. Bei Lebensgemeinschaften ist das Trennungsrisiko, bedingt durch den Wegfall von »Scheidungsbarrieren«, um etwa 50 % höher als bei ehelichen Gemeinschaften.[15]

Eine kürzere Ehedauer korreliert mit einem jungen Heiratsalter der Partner, mit niedrigem sozioökonomischem Status – Armut macht verletzbarer für Scheidung, und Scheidung macht ärmer –, geringer Kinderzahl und mit der Berufstätigkeit der Frau.

Nach einer Metaanalyse von Karney und Bradbury (1995) korreliert längere Ehedauer vor allem mit positiven (empathischen) Verhaltensweisen von Männern (+0.46), positiven Verhaltensweisen von Frauen (+0.33), sexueller Zufriedenheit (+0.22), höherem Bildungsstatus (+0.12) sowie höherem Einkommen (+0.11).

Was hilft für partnerschaftliches Glück? Es sind stabilisierende Werte der Partner wie Treue, Loyalität und Fürsorge; es ist gemeinsame Elternschaft; es sind gemeinsam erzeugte ökonomische und finanzielle Werte, die die Partner über die Zeit hinweg verbinden; es ist die Gegebenheit eines gemeinsamen sozialen Netzwerks (vgl. Schindler et al. 1998, S. 27).

Die Qualität einer Partnerschaft wird vor allem durch die Fertigkeiten eines Paares bestimmt: Zufriedene wie unzufriedene Paare haben Konflikte, deren Themen im Lauf der Jahre zumeist wenig variieren, aber sie unterscheiden sich hinsichtlich des »Umgangs mit Konflikten, der Lösung von Problemen und des Umgangs mit Alltagsstress« (Bodenmann 2002, S. 107).

»Dauerhafte Beziehungen« – so auch Retzer (2009, S. 77) –

> »haben dauerhafte Probleme, Konflikte und Themen. Sich einen dauerhaften Partner auszusuchen heißt, sich ein paar dauerhafte Probleme auszusuchen. Entscheidend für Erfolg oder Misserfolg der Beziehung ist die Art des Umgangs mit Konflikten«.

Einigermaßen glückliche Paare lösen Spannungen durch Humor, Ablenkung, Respekt und Zuneigung,

> »wobei das Problem selbst nicht gelöst wird. Zur Ehe gehört [...] der Verzicht darauf, manche Probleme lösen zu wollen, weil sie besser als Restriktionen behandelt werden« (ebd.).

---

15 Im Durchschnitt ist von jeder Scheidung/Trennung ein minderjähriges Kind betroffen; ein Drittel aller Kinder werden unehelich geboren; etwa 20 % aller Kinder wachsen in Einelternfamilien auf.

Partnerschaft und Zeit

Lebende Systeme – Individuen wie soziale Gemeinschaften – sind in einen Zeitbogen des Werdens und Vergehens eingebettet: Ihrem Anfang wohnt immer schon ihr Ende inne. In Phasenmodellen partnerschaftlichen Lebens werden einzelne Entwicklungsphasen von Paarsystemen unter Bezug auf ihre innere Dynamik wie auch auf ihre jeweiligen Umweltbezüge ausdifferenziert: Jede Phase birgt ein spezifisches Potenzial für Glück wie Unglück in sich. Partnerschaft wie auch Lieben enthalten in jeder Phase des Lebens andere Merkmale.

So gliedert etwa Willi (1990) den Ablauf einer langfristigen Paarbeziehung in vier Phasen – jene der »stabilen Paarbildung«, jene des »Aufbaus« und der »Produktion«, jene der »Krise der mittleren Jahre« und jene der »Altersehe«.

Retzer (2004) unterscheidet eine sogenannte Orientierungsphase, eine Phase der Partnerwahl, eine Phase des Vertragsabschlusses und der Aktivitätskoordination, eine Phase der ersten Evaluation, eine Phase des durch »Kinder, Karriere, Kapital« markierten »Produktionsbeginns«, eine Phase der »Produktstabilisierung«, eine Phase der »Produktautonomisierung«, eine Phase der »erneuten Evaluierung« und eine abschließende Phase, die durch den Tod des Partners markiert ist und die Paarbeziehung beendet.

Nach beiden Modellen lässt sich partnerschaftliches Leben als Entwicklungsweg betrachten, dessen einzelne Stadien jeweils spezifische Herausforderungen wie auch Stressoren für Paare bzw. Partner mit sich bringen. Die Nichtbewältigung dieser Herausforderungen zieht negative Implikationen für alle jeweils nachfolgenden Phasen mit sich.

3 Ein biopsychosoziales Modell partnerschaftlichen Unglücks

Scarecrows dressed in the latest styles
with frozen smiles to chase love away,
human kindness is overflowing,
and I think, it's going to rain today.
Randy Newman, »I Think It's Going To Rain Today«

Zu Beginn eines therapeutischen Folgegesprächs erzählte ein Paar, dass sein Konflikt nach dem letzten Therapiegespräch noch an Schärfe gewonnen hatte: Die Partnerin hatte an starken Schmerzzuständen gelitten und hierbei die Erfahrung gemacht, dass ihr Partner mit mangelndem Verständnis und mit Kälte auf ihre Not reagiert hatte. Sie hatte ihm dies heftig vorgeworfen – er war dadurch seinerseits tief gekränkt, sodass sie sich seither zwischen aufflammenden Streitgesprächen und angespannter Distanz hin und her bewegten.

Ich ersuchte beide um eine Darstellung ihrer Erfahrung der Konfliktsituation: Wie sich zeigte, hatte der Partner nicht erkannt, wie belastend und stark ihre Schmerzen waren bzw. wie stark ihr Bedürfnis nach Zuspruch und Trost war – für ihn kamen ihre Vorwürfe aus heiterem Himmel.

Unser Gespräch war vergleichbar einem Gang auf dünnem Eis – jeder kommunikative Beitrag eines Partners schien die Kränkung des anderen neu zu aktivieren; der Versuch, der Sichtweise jedes Partners mit Empathie und Verständnis zu begegnen, drohte die Kooperation mit dem jeweils anderen infrage zu stellen; eine Ausrichtung auf ein von beiden geteiltes Stundenziel war nicht möglich.

So entschloss ich mich, ihnen eine kognitive Rahmung ihrer Erfahrung anzubieten: Ich erklärte, dass jeder von ihnen auf seine Weise Siegfried, dem Helden der Nibelungensage, gleiche und über eine höchst verwundbare Stelle verfüge. *Ihre* verwundbare Stelle sei die Angst, im Kontext von Schmerz oder Krankheit alleingelassen zu werden (was sie bestätigte); *seine* verwundbare Stelle sei die Angst, ihren Ansprüchen nicht zu genügen bzw. für sie nicht »der Richtige« zu sein (was er bestätigte).

Der mit ihren Schmerzzuständen verbundene Stress hatte an ebendieser Verwundbarkeit gerührt; sie hatte mit ihrer »Überlebensstrategie« – mit Vorwurf und Beschuldigung – darauf reagiert. Genau diese Reaktion habe seine verwundbare Stelle getroffen und seine »Überlebensstrategie« – die der Distanzierung – ausgelöst. So sei ein »Mehr desselben« entstanden: Seine Distanzierung hatte ihre Angst aktiviert und ihr Vorwurf seine Distanzierung.

Ich erklärte ihnen, dass meiner Erfahrung nach Partner einander nicht von ihrer jeweiligen Verwundbarkeit erlösen konnten – sie konnten bestenfalls lernen, mit der Verwundbarkeit ihres Partners zu leben und damit behutsam umzugehen.

So riet ich ihm, sich bei ihr dafür zu entschuldigen, dass er ihre Not nicht wahrgenommen hatte; und ich bat ihn, ihr gegenüber seinen Vorsatz zu bekunden, in Zukunft ihre Verwundbarkeit scharfsichtiger, hellhöriger und feinfühliger wahrzunehmen. Ich riet ihr, seine Entschuldigung anzunehmen und ihm gegenüber ihre Absicht zu bekunden, seine Verwundbarkeit mehr zu achten bzw. ihm mehr an Sicherheit zu vermitteln, dass er »der Richtige« sei.

Ein Kerngedanke des hier angewendeten therapeutischen Vorgehens ist jener der Anregung der Dissoziation: Mittels der Unterbrechung des Dialogs bzw. durch das Angebot einer kognitiven Rahmung durch den Therapeuten werden beide Partner eingeladen, ihre Erfahrungen unter einem neuen Blickwinkel zu betrachten.

Statt einer vorrangigen Geschichte, in der jeder der Partner sich selbst als Opfer und sein Gegenüber als Täter denkt, wird eine Geschichte angeboten, in welcher beide sowohl Opfer wie Täter sind; diese Geschichte kann (so sie anschlussfähig ist) als Ausdruck eines alternativen narrativen Selbst der Partner aufgefasst werden. Ein alternatives narratives Selbst ermöglicht den Partnern Fühl-, Denk- und Verhaltensalternativen bzw. Alternativen des prozessualen Selbst – hier in Form von deeskalierenden Verhaltensweisen des Versöhnens.

Modelltheoretische Grundannahmen

Welche modelltheoretischen Annahmen liegen diesem Vorgehen zugrunde? Aus der Sicht langsamer systemischer Therapie verfügen Partner als Individuen über ein »mehrfaches Selbst« (vgl. Grossmann u. Russinger 2011, S. 10): Sie sind all ihre Gefühle, Gedanken und Handlungen und die damit assoziierten physiologischen Erfahrungszustände im Hier und Jetzt (im obigen Fall sind dies Angst, Wut, Verzweiflung; negative Kognitionen; ein Coping des Angreifens und der Distanzierung); aber Partner sind zugleich Autor und Autorin des eigenen Lebens, die mittels Beobachtung eigenes Fühlen, Denken, Verhalten und physiologisches Erleben zum Gegenstand von Erzählung und Beeinflussung machen können.

Sie sind Erzähler und Erzählerin und zugleich das, worüber wir erzählen: Sie sind sowohl »erkanntes Selbst« wie »erkennendes Selbst« (vgl. James 1890), sowohl »prozessuales« und »narratives Selbst« (vgl. Grossmann u. Russinger 2011, S. 10).

»Prozessuales Selbst« umschreibt die Vielfalt physiologischer Erfahrungszustände und die Multiplizität all der damit verwobenen Fühl-, Denk- und Verhaltensmuster von Partnern in all den Augenblicken des Hier und Jetzt. Mit Haken und Schiepek (2006, S. 44) lässt sich das prozessuale Selbst als (in der Regel) vielfältige Landschaft lesen, in der Hügel und Täler verstreut sind. Die Täler repräsentieren einzelne Potenziale bzw. Erfahrungszustände und damit verbundene FDV-Muster; die Hügelkuppen lassen sich zwischen den Tälern liegenden Übergängen gleichsetzen.

»Narratives Selbst« umschreibt die Vielfalt der Repräsentationen von Partnern, die sich auf ihr vielfältiges prozessuales Selbst beziehen: Es bezeichnet ein »Netz narrativer Fragmente« rund um das eigene Selbst (vgl. Dennett a. Lane 1991, p. 418) bzw. ein (wechselndes) Bewusstsein des Selbst, das sich im Kontext vielfältiger prozessualer Erfahrungszustände mittels mehr oder minder kohärenter Geschichten, die Menschen über sich selbst erzählen, »in die Vergangenheit und in die Zukunft erstreckt« (LeDoux 2006, S. 34).

Zu Beginn einer Partnerschaft bzw. in guten Zeiten verfügen Partner in aller Regel über eine Vielfalt von Möglichkeiten – sie verfügen über ein multiples »prozessuales« wie »narratives Selbst« (vgl. Grossmann u. Russinger 2011, S. 11).

Partnerschaftliches Unglück hingegen geht mit einer Verengung von Multiplizität einher: Verengung entsteht dort, wo sich die physiologisch-affektive wie kognitive Verarbeitung gemeinsamer Wirklichkeit dauerhaft einschränkt; wo beziehungsinterner und/oder -externer Stress in eine vorrangige bzw. alleinige »schließende Kommunikation« von Partnern mündet – in dominante Bewältigungsstrategien des Kämpfens, Flüchtens, der Regression oder in ein symptomatisches Coping; wo ihr Erzählen über sich selbst, übereinander und über ihre Beziehung sich zu einer dominanten Geschichte verhärtet.

Einzelne Modellelemente

Sind Paare in hohem Maß mit Stress konfrontiert, so dominieren physiologische Hochstresszustände und damit assoziierte Gefühle von Zorn, Wut, Ärger, Trauer und Verzweiflung. Im Rahmen partnerschaftlichen Unglücks reduziert sich Erleben auf negative Affekte und Kognitionen. Mittels »schließender Kommunikation« geraten Partner in »zentrale Sackgassen«, die durch

> »heftige Reaktionen und Eskalation, rigide Haltungen der Partner, Unverständnis und einen sich stets wiederholenden Ablauf derselben Beziehungsdynamik gekennzeichnet sind« (Scheinkman u. Fishbane 2006, S. 154).

Partnerschaftliches Unglück gründet in den meisten Fällen in einer unglücklichen Koevolution von Partnern: Ihr jeweiliges »prozessuales« wie »narratives Selbst« verschränken sich dergestalt, dass die Verengung des Fühlens, Denkens, Verhaltens und Erzählens des einen Partners im Kontext gemeinsamen Lebens eine Verengung der FDV-Muster und des Erzählens des anderen anregt bzw. verstärkt und umgekehrt: So erzeugen Partner gemeinsam jenes Leid, das ihr partnerschaftliches Leben belastet und beeinträchtigt.

Stress

Partnerschaftliches Unglück ist in hohem Maß an das Auftreten von (Hoch-)Stress gebunden. Zentrale Stressoren sind gegebener Leistungs- und/oder Beziehungsstress, traumatische wie kritische Lebensereignisse sowie destabilisierende Übergänge im partnerschaftlichen und/oder familiären Lebenszyklus.

Der gegebene Aktualstress kann über Affektbrücken mit biografischem Stress eines Partners bzw. beider Partner ebenso verbunden sein wie mit Stress, der Teil der gemeinsamen Biografie eines Paares ist – vermittels dieser Verknüpfung kommt Ereignissen, die per se nicht hochgradig belastend scheinen, eine hohe negative Bedeutung zu. Affektbrücken realisieren sich in Form »emotionaler Bedeutungsüberschneidungen« – in Form der

> »Überschneidung zwischen der aktuellen Situation und zurückliegenden Erfahrungen des Paares oder einer Überschneidung zwischen der aktuellen Situation und schmerzhaften Erfahrungen in einem anderen Kontext« (Scheinkman u. Fishbane 2006, S. 155).

Partnerschaftliche Krisen entstehen gehäuft vor dem Hintergrund des Auftretens einer neuen, die Beziehung destabilisierenden Person (Geburt eines Kinds), des Verlusts einer die Partnerschaft stabilisierenden Person (Auszug eines Kindes, Tod eines vermittelnden Elternteils), eines Unfalls bzw. der Erkrankung eines Partners, der individuellen Krise eines Partners, der beruflichen Veränderungen eines Partners sowie im Kontext räumlicher Veränderungen (vgl. Sonneck 2000, S. 113).

Partnerschaftlicher Stress ist oftmals mit kritischen Übergängen im Lebenszyklus eines Paares bzw. einer Familie verbunden: Unter einem paartherapeutischen Blickwinkel ist insbesondere die Phase der »Krise der mittleren Jahre« bedeutsam. In dieser Phase sind die Erfahrungen der Partner unter Umständen von enttäuschten Erwartungen, von der Erinnerung an individuelle Lebensziele und durch die Auflösung verbindender gemeinsamer Lebensaufgaben bestimmt. Hinzu kommt die Erfahrung des eigenen wie auch des Älterwerdens des Partners, die ein erhöhtes Konfliktniveau mitdeterminiert. »Menschen, die ein stärkeres Bewusstsein ihrer eigenen Sterblichkeit und des raschen Vergehens der Lebenszeit gewinnen, erfahren eine tiefgreifende Verwandlung« (Anderson et al. 1995, p. 249; Übers.: K. P. G.): Eine negative Bilanzierung des bisherigen Lebens mündet häufig darin, dass Partner Fehlendes oder Versäumtes einander anlasten – »Partner machen einander für all das verantwortlich, was sie versäumt zu haben glauben« (ebd.).

Phänomenologisch lässt sich zwischen (ursprünglich) beziehungsexternem und beziehungsinternem Stress unterscheiden: Ersterer steht mit Ereignissen aus der Umwelt eines Paares in Zusammenhang – etwa in Form der Erkrankung eines Familienmitglieds, in Form von hohen Arbeits- sowie Leistungsanforderungen, welchen ein Partner bzw. beide Partner ausgesetzt ist bzw. sind, Zweiterer gründet in dysfunktionalen Strategien der Stressbewältigung, die zu einer dauerhaften Quelle partnerschaftlicher Konflikte werden. Eine weitere Quelle von beziehungsinternem Stress sind große Unterschiede in den Liebesphilosophien bzw. in den mit Beziehung assoziierten Werten der Partner (vgl. Lee 1973). Stress hat zumeist zur Folge, dass die Erfüllung zentraler Bedürfnisse der Partner nach existenzieller Sicherheit bzw. nach Liebe, Macht und Sinn schwerwiegend beeinträchtigt wird.

Physiologisch-affektive Verarbeitung

Partnerschaftliches Unglück korreliert mit einer verstärkten Aktualisierung physiologisch-affektiver Stressreaktionen bei zumeist beiden Partnern. Dies zeigt sich in einem zumeist raschen und hohen Anstieg von Stressreaktionen bzw. in der langen Dauer, deren ein Abklingen von Stressreaktionen bedarf – im Kontext von Paartherapien beschreiben Partner oft die tagelange Dauer von negativer Spannung, die bei geringsten Anlässen erneut eskaliert. In der Folge dominieren bei beiden Partnern negative Affekte der Angst, der Wut, der Trauer, des Zorns und/oder Verzweiflung.

Beziehungsexterner wie -interner Stress wird von Partnern über eines der drei zentralen menschlichen Stresssysteme – das Furcht-, das Panik- oder das Freeze-System – verarbeitet (vgl. Sachsse 2004, S. 33).

Eine Aktivierung des Furchtsystems zeigt sich in der Dominanz von Angst, Wut und Zorn sowie daran anknüpfenden Copingstrategien des Kämpfens oder Flüchtens.[16]

Das Paniksystem wird aktiviert, wenn sich Partner angesichts eines beziehungsexternen oder -internen Stressors hilflos fühlen – wenn weder Kampf noch Flucht möglich sind. Seine Aktivierung zeigt sich in sogenannten Disstress-Vokalisationen (etwa in Weinen), mittels deren ein Partner im guten Fall fürsorgliche Reaktionen seines Gegenübers auslöst oder eine gegebene verbale oder physische Bedrohung durch das Signalisieren von Unterwerfung bzw. durch Regression stoppt.[17]

Das Freeze-System wird aktiviert, wenn eine Aktivierung des Paniksystems nicht (länger) möglich oder funktional ist – etwa wenn Disstress-Vokalisationen eines Partners erneute Eskalation oder auch Gewalt seitens des anderen Partners heraufbeschwört. Der damit assoziierte psychische Erfahrungszustand ist jener der Dissoziation.[18]

Beziehungsexterner wie -interner Stress koppelt in vielen Fällen an eine spezifische affektive Verwundbarkeit von Partnern an. Diese spezifische Verwundbarkeit gründet vor allem in (frühen) biografischen Bindungserfahrungen wie auch in spezifischen traumatischen Lebenserfahrungen eines Partners oder beider Partner – in Erfahrun-

---

16 Die zentralen (aktivierenden) Transmitter des (sympathikotonen) Furchtsystems sind Adrenalin und Noradrenalin. Eine Beruhigung dieses Systems erfolgt durch erfolgreichen Kampf bzw. erfolgreiche Flucht (*fight or flight*), sie geht mit der Ausschüttung von Dopamin und Opioiden einher.

17 Die Aktivierung des Paniksystems geht mit der Ausschüttung von Glutamat, die Beruhigung mit der Ausschüttung von Opioiden sowie von Oxytozin einher.

18 Endet die Gefahr, erfolgt eine Beruhigung des Freeze-Systems durch die Ausschüttung von Endorphinen.

gen frühen Verlusts, der Entbehrung, der Autonomiebeschränkung, der Bedrohung bzw. Gewalt, der Kränkung und/oder Überforderung.

Partnerschaftlicher Stress trifft vielfach auf jene verwundbaren Stellen, die »Menschen aus ihrer Lebensgeschichte oder aus gegenwärtigen Lebenskontexten in die Intimität ihrer Beziehung« hereinlassen (Scheinkman u. Fishbane 2006, S. 155). Beziehungskrisen lassen sich vor diesem Hintergrund als

> »Beeinträchtigung der Bindung und Sicherheit in der Beziehung (betrachten), die latente Emotionen defizitärer Bindungsmuster der Kindheit [...] reaktivieren und zu sekundären Reaktionen wie Abwertung, Verletzung, depressivem oder passiv-aggressivem Rückzug, Verachtung usw. führen« (Revenstorf u. Freudenfeld 2000, S. 4).

Dieser Zusammenhang wird durch die empirische Forschung bestätigt: Partner, die gemäß dem »adult-attachment-interview« als »sichergebundene Persönlichkeiten« erscheinen, zeigen im Gegensatz zu Partnern, die über unsichere Bindungserfahrungen verfügen, mehr positive Interaktion und höhere Kompetenz im Umgang mit Alltagsproblemen; sie können zudem in stärkerem Ausmaß deeskalierendes Verhalten nützen (vgl. Cohn et al. 1992).

Die positive wie negative wechselseitige affektive Resonanz von Partnern ist wesentlich durch Übertragungsprozesse mitdeterminiert: Sie ist durch (frühe) Erfahrungen mit (gegengeschlechtlichen) Elternteilen sowie Geschwistern entscheidend mitgeprägt.

In die aktuelle affektive Resonanz von Partnern fließt zudem ihre miteinander gesammelte Beziehungserfahrung ein – die Summe all ihrer Freuden wie auch all ihres aneinander erlittenen Leids. Besteht das »affektive Konto« eines Paares vor allem aus Erfahrungen der Entbehrung, der Kränkung, der Verletzung u. a., so wird eine negative affektive Resonanz im Kontext von Beziehungsstress oder anderer Belastung leicht und schnell reaktiviert; birgt dieses »Konto« vor allem positive Erfahrungen, so erhöht dies die Resilienz beider Partner (vgl. Gottman 2001, S. 102).

Kognitive Verarbeitung

Die Partner verarbeiten die ihnen gegebene (partnerschaftliche) Wirklichkeit nicht nur affektiv, sondern auch kognitiv – in Form von Gedanken, Erinnerungen und Bildern.

Im Kontext negativer kognitiver Verarbeitung wird erfahrene Wirklichkeit vorrangig unter einem Defizit- und Problemfokus kategorisiert: Jene Aspekte der Partnerschaft bzw. des Partners (und zuweilen auch des eigenen Selbst), die auf Fehlerhaftes, Behinderndes, Mangelhaftes, Schwieriges, Misslingendes verweisen, werden hervorgehoben und als vorrangig bedeutsam erachtet. Jene Aspekte der Partnerschaft bzw. des Partners (und zuweilen auch des eigenen Selbst), die auf Gelingendes, auf Kompetenzen und Ressourcen verweisen, werden marginalisiert und außer Acht gelassen.

Physiologisch-affektive wie kognitive Verarbeitungsprozesse sind in Form einer »Affektlogik« eng aufeinander bezogen: Eine dominante Verarbeitung im Furcht-, Panik- oder Freeze-System verstärkt negative Kognitionen; umgekehrt bedingen defizitorientierte Kategorisierungen, Erklärungen und Vorhersagen eine erhöhte Alarmierung des physiologisch-affektiven Systems (vgl. Ciompi 1982).

Coping

Die affektive wie kognitive Verarbeitung von beziehungsexternem wie -internem Stress mündet seitens beider Partner in ein Coping, das zum einen gegebenen physiologischen Stress rückregulieren und zum anderen die vorhandene Stresssituation modifizieren oder auflösen soll.

Partnerschaftliches Coping kann sich als vorwiegend »öffnende« oder vorwiegend »schließende Kommunikation« realisieren. Im Rahmen partnerschaftlichen Unglücks verwirklichen Partner vor allem schließende Kommunikation, während öffnende Kommunikation marginalisiert oder ausgelassen bleibt.

»Schließende Kommunikation« meint all jene Kommunikationen, in deren Kontext ein Partner Defizite und Fehler des anderen in Form von Klage, Beschuldigung und Abwertung hervorhebt. Sie verwirklicht sich in gestischen, mimischen, motorischen und paraverbalen Signalen, die Kampf, Flucht, Vermeidung oder auch den Abbruch von Kommunikation vermitteln. Öffnender Kommunikation hingegen entsprechen kommunikative Bewältigungsstrategien der Kooperation und Empathie.

Sowohl öffnende wie schließende Kommunikationen stellen Formen der Handhabung von Unterschieden dar. Während Partner im Rahmen einer einigermaßen glücklichen Partnerschaft unterschiedliche Copingstrategien kontextbezogen variieren können, gelingt dies unglücklichen Paaren nicht oder nur schwer: Ihre Bewältigungsstrategien engen sich auf schließende Kommunikationen ein oder äußern sich in der zunehmenden Regulation der gemeinsamen Beziehung mittels symptomatischer Verhaltensweisen – im Auftreten von Panikattacken, von Zwangshandlungen, von süchtigen Verhaltensweisen, von Selbstverletzung, von Essattacken, von Suizidankündigungen, von gewalttätiger Aggression u. a.[19]

Partnerschaftliches Glück bzw. partnerschaftliche Zufriedenheit entsteht dort, wo Partner über sowohl öffnende wie schließende Kommunikation verfügen und wo Erstere überwiegt: Zufriedene Partner

> »zeigen bei Konflikten mehr die Interaktion erleichternde Handlungen (Themenwechsel, Humor, Akzeptanz, Paraphrasierungen, etc.) und engagieren sich stärker für eine effiziente Lösung von Problemen, indem sie mehr ausprobieren, mehr Informationen suchen und Informationen weitergeben« (Bodenmann 2002, S. 110)

als Partner, die mit ihrer Beziehung nicht oder wenig zufrieden sind.

Unglückliche Paare hingegen

> »sind häufig in einer negativen Reziprozität gefangen, ihre Interaktion zeichnet sich durch eine niedrige Häufigkeit an Positivität [...] bei gleichzeitig hoher wechselseitiger Negativität, Kritik, Sarkasmus, Abwertungen etc. und durch eine Tendenz zu negativen Eskalationen aus« (ebd., S. 107).

Partner mit hoher Beziehungszufriedenheit verhalten sich bei einer Diskussion ihrer aktuellen Partnerschaftsprobleme nonverbal wie verbal wesentlich positiver als Partner mit geringer Beziehungszufriedenheit: Sie sprechen »häufiger über ihre eigenen Gedanken, Gefühle und Bedürfnisse«, bzw. sie vermitteln ihrem Partner öfter, »dass sie ihn und seine Äußerung akzeptierten« (Hahlweg 1995, S. 126).

Sequenzanalysen zur Struktur und zeitlichen Dynamik partnerschaftlicher Kommunikation belegen, dass Konflikteskalationen – kommunikative Abläufe, bei welchen Partner einander kritisieren, beschuldigen, Vorwürfe machen, drohen, sich rechtfertigen oder den Vorschlägen des anderen Partners nicht zustimmen – bei Paaren mit hoher Beziehungsqualität nicht oder selten vorkommen bzw. rasch

19 Eine andere Form dysfunktionalen Copings ist jene der Einbeziehung sozialer anderer (von Familienmitgliedern, Kindern, Freunden) im Kontext eines gegebenen Beziehungsunglücks – diese fungieren dann als Zeugen, Pflichtverteidiger, Mitankläger u. a.

beendet werden; Paare mit sogenannter niedriger Beziehungsqualität beenden diese Eskalationen erst zu einem sehr späten Zeitpunkt (vgl. ebd., S. 120).

Funktionale wie dysfunktionale Copingstrategien von Partnern entstehen durch Lernen – durch Trial and Error bzw. durch Modelllernen: Jene Copingstrategien, die sich im Kontext belastender (paar- und/oder lebens)biografischer Erfahrungen als hilfreich erwiesen haben, werden auch im Kontext von partnerschaftlichem Stress vorrangig utilisiert.

Copingstrategien lassen sich als zentrale »Überlebensstrategien« von Partnern lesen (Scheinkman u. Fishbane 2006, S. 158). Dysfunktionale Copingstrategien sind zwar kurzfristig funktional, aber mittel- wie langfristig kontraproduktiv: So vermag gewalttätiges Verhalten zwar zumeist vorübergehend die Dominanz eines Partners und/oder die (als gefährdet gedachte) partnerschaftliche Bindung sicherzustellen, es führt aber in modernen Gesellschaften vielfach dazu, dass der andere Partner sich emanzipiert und die Bindung auflöst; zudem trägt es das Risiko strafrechtlicher Sanktion und sozialer Stigmatisierung.

Copingstrategien sind in vielen Fällen rekursiv vernetzt: »Die Überlebensstrategie eines Partners löst die Überlebensstrategie des jeweils anderen aus« (ebd., S. 159) – so realisiert sich partnerschaftliches Unglück als musterhafte Abfolge korrespondierender Formen schließender Kommunikation bzw. als »partnerschaftlicher Circulus vitiosus« (Reiter 1984).[20]

Dysfunktionale Copingstrategien

> »führen dazu, dass in dem anderen genau jene Verhaltensweisen ausgelöst werden, die vermieden werden sollen, aber dann unbeabsichtigt sich selbst erfüllenden Prophezeiungen Vorschub leisten« (Scheinkman u. Fishbane 2006, S. 158).

Welche Prophezeiungen sind dies? In vielen Fällen sind es ebenjene, die den zentralen Inhalt der Verwundbarkeiten von Partnern bilden – die Angst, verlassen zu werden; die Angst, gekränkt, zu werden; die Angst, eingeschränkt zu werden; usf.

Partner versuchen, mittels schließender Kommunikation befürchtete Erfahrungen der Kränkung, Entbehrung, des Verlusts, der Über-

---

20 Ein Beispiel hierfür ist ein von Anderson et al. (1986) beschriebener »Circulus vitiosus« bei Paaren, bei welchen einer der Partner an Depression leidet.

forderung abzuwehren. Schließende Kommunikation löst aber zumeist eine tiefe Verwundung beim Gegenüber aus, das mit ähnlichen Kommunikationsmustern antwortet. So entstehen eine fortlaufende (Re-)Aktualisierungen negativer Bindungserfahrung bzw. ein »Mehr desselben«:

> »Es sind« – so Hahlweg – »nicht die Differenzen zwischen den Partnern, die eine Ehe zum Scheitern bringen, sondern die Art, wie die Partner mit diesen Differenzen umgehen« (Hahlweg 1995, S. 121).

Partner – so Lindenmeyer (2000) – versuchen im Kontext unglücklicher Paarbeziehung, einander durch eine (zunehmende) Bestrafung zu einem erwünschten Verhalten zu bewegen. Tritt dieser erwünschte Effekt ein, wird der »bestrafende« Partner in seinem aversiven Verhalten verstärkt, was dazu führt, dass er auch in Zukunft vermehrt schließende Kommunikation utilisiert, um seine Ziele zu erreichen; parallel hierzu verwendet auch der andere Partner – auf der Basis analoger Erfahrungen – mehr und mehr schließende Kommunikationsstrategien.

Narratives Selbst

Das gelebte, erlebte und erzählte Leben von Partnern wird wesentlich durch jene Geschichten bestimmt, die sie mittels ihres »narrativen Selbst« im Laufe ihres Zusammenlebens über sich selbst, über das Selbst des anderen sowie über ihre Beziehung konstruieren: Die Art und Weise, wie Partner Kohärenz und Sinn rund um ihre Erfahrungen im Fluss der Zeit schaffen, fungiert als bedeutungsgebender Rahmen ihres Fühlens, Denkens, Handelns und Wahrnehmens.

Partner verfügen über ein mehrfaches narratives Selbst – etwa eines, das die Erfahrung der gemeinsamen Beziehung in ein vorwiegend negatives Licht, und eines, das sie in ein vorwiegend positives Licht taucht. Abhängig davon, welches narrative Selbst bei beiden Partnern dominiert, erzählen Partner sich selbst, einander wie auch sozialen Anderen unterschiedliche Geschichten rund um ein und dieselbe Beziehungswirklichkeit.

Die Geschichten einigermaßen glücklicher Partner bergen ein Sowohl-als-auch von Problem- wie Lösungsfokussierung. Partnerschaftliches Unglück hingegen geht mit der Dominanz eines negativen narrativen Selbst einher: Die hier erzählten Geschichten handeln von einem Mangel an Liebe, Macht und Sinn im Kontext der gemeinsamen Beziehungswirklichkeit (vgl. Grossmann 2002), sie sind problemfokussiert, während alternative bzw. lösungsfokussierte Geschichten rund um gemeinsames Leben marginalisiert bleiben (vgl. Hudson u. O'Hanlon 1997).

Zentrale Motive problemfokussierter Geschichten von Partnern sind jene der Unterdrückung und Bedrohung, der Kränkung, der Entbehrung, der Schuld, der Autonomiebeschränkung und Überforderung (vgl. Grossmann 2002):

- In dominanten Geschichten der Unterdrückung und Bedrohung wird gemeinsames Leben als durch Gewalt und/oder Bedrohung seitens des jeweils anderen bestimmt beschrieben; die Erzählungen fokussieren den Verlust der Sicherheit bzw. der physischen, sexuellen und/oder psychischen Integrität.
- In dominanten Geschichten der Kränkung stehen (fortwährende) Erfahrungen der Kränkung, Demütigung und Entwertung im Mittelpunkt.
- Dominante Geschichten der Entbehrung haben Erfahrungen des Mangels an Aufmerksamkeit, emotionaler und/oder sexueller Zuwendung, der Anerkennung, Wertschätzung, Liebe u. a. zum Thema.
- Zentrales Motiv von Erzählungen der Schuld fokussieren Treue- bzw. Loyalitätsbrüche.
- Dominante Erzählungen der Autonomiebeschränkung beziehen sich vorrangig auf Erfahrungen der ungleichen Verteilung von Ressourcen, Freiheiten, Pfl ichten und Verantwortungen und damit verbundenen Verletzungen partnerschaftlicher Gerechtigkeitsbalance.
- Dominante Erzählungen der Überforderung haben Erfahrungen zum Inhalt, in deren Kontext ein Partner überhöhten und/oder widersprüchlichen Erwartungen und Ansprüchen seitens des anderen ausgesetzt ist.

Zuweilen sind mehrere Erzählmotive ineinander verflochten: Erzählungen von Entbehrung können mit Erzählungen von Schuld verwoben sein, Erzählungen von Bedrohung gehen häufig mit dominanten Geschichten über Verletzung und Kränkung einher (vgl. Grossmann 2002).

Mittels ihres narrativen Selbst regulieren Partner eigene physiologische Erfahrungszustände und damit assoziierte FDV-Muster, indem sie erwünschte, mit ihren Zielen und Werten assoziierte Formen des prozessualen Selbst aktivieren und unerwünschte hemmen.

Partnerschaftliches Unglück ist mit der Dominanz eines narrativen Selbst verbunden, das mit fehlender Selbstwirksamkeit assoziiert ist – mit der Erfahrung bzw. Vorstellung, als Partner nicht oder nur sehr eingeschränkt Mitautor des gemeinsamen Lebens zu sein. In diesem Zusammenhang erleben Partner eigenes prozessuales Operieren – ihr Fühlen, Denken und Verhalten im Hier und Jetzt – durch das Handeln des jeweils anderen und/oder durch unwillkürlich ablaufende Prozesse bestimmt; sie erleben sich nicht als Steuermann/Steuerfrau gemeinsamen Lebens, der/die eigene dysfunktionale FDV-Muster aktiv zu hemmen bzw. funktionale Muster intentional zu aktivieren vermag (vgl. Grossmann u. Russinger 2011, S. 12).

Rekursive Verknüpfung

Das biopsychosoziale Modell partnerschaftlichen Unglücks veranschaulicht die zugleich inter- wie intrapersonale Vernetztheit der Wirklichkeitsverarbeitung und -bewältigung beider Partner.

Im Rahmen des jeweiligen prozessualen Selbst der Partner werden Stressereignisse, die sich aus der Beziehung des Paares oder anderen Quellen ergeben, physiologisch-affektiv und kognitiv vorrangig negativ verarbeitet. Diese Verarbeitungsprozesse münden in dominante Bewältigungsstrategien, die neben anderen Ereignissen zu einem Stressor für den jeweils anderen Partner werden und häufig analoge Prozesse der Verarbeitung und des Copings evozieren.

Im Rahmen des narrativen Selbst fügen Partner ihre Erfahrungen gemeinsamen Lebens in dominante Geschichten rund um die gemeinsame Beziehung ein, die ihrerseits die Wahrnehmungs- und Aufmerksamkeitsfokussierung wie auch die bedeutungsgebenden Prozesse der Partner in negativer Weise mitdeterminieren. Ihre dominanten Geschichten werden zu festen Mauern rund um gegebene Problemerfahrungen, die zu einer Chronifizierung partnerschaftlichen Unglücks entscheidend mit beitragen.

Überdauerndes partnerschaftliches Unglück realisiert sich als Struktur- bzw. Musterbildung: zum einen intrapersonal, indem affektive wie kognitive Verarbeitungsprozesse und dominante Copingstrategien bei jedem der Partner immer enger miteinander verwoben werden, zum anderen interpersonal, indem sich spezifische FDV-Muster eines Partners mit spezifischen FDV-Mustern des anderen verschränken.

Interaktionelle Musterbildung zeigt sich in der häufigen Analogie negativer Affekte und Kognitionen der Partner; sie zeigt sich in einer Ähnlichkeit dominanter Beziehungserzählungen; und sie zeigt sich in einer interaktionellen Handlungschoreografie, die einem Tanz mit festgelegten Schritten gleicht. Diese Schrittfolge kann ein Muster des »Kämpfens/Kämpfens«, »Kämpfens/Flüchtens«, »Kämpfens/Unterwerfens« etc. aufweisen; unter Umständen sind in diesen »Tanz« symptomatische Copingstrategien mit eingewoben.

Im Kontext der Selbstorganisation sowohl der Partner wie des Paarsystems koppeln sich im Lauf der Zeit »Wirkungen« zunehmend von ihren »Ursachen« ab und gewinnen eine Eigendynamik, womit die »ursprünglichen« Anlässe für die weitere Systemdynamik in vielen Fällen irrelevant sind (vgl. Schiepek 1999, S. 275).

Gründet partnerschaftliches Unglück in der Gegebenheit von (Hoch-)Stress sowie in einer Verengung des prozessualen Selbst – in einer Einschränkung des Fühlens, Denkens und Verhaltens – und des narrativen Selbst der Partner, so ist umgekehrt partnerschaftliche Zufriedenheit Ausdruck und Folge relativ stressfreier Lebensbedingungen sowie der Vielfältigkeit des prozessualen wie narrativen Selbst der Partner.

Therapiepragmatisch stellt jedes der dargestellten Modellelemente einen möglichen Ausgangspunkt therapeutischer Transformation dar. Jede Verwandlung eines Elements bei einem der Partner hat Auswirkungen auf alle anderen Elemente; und jede Verwandlung des prozessualen wie narrativen Selbst eines Partners birgt über die Brücke koevolutionärer Verschränkung Auswirkungen auf das prozessuale wie narrative Selbst des anderen Partners.

Teil II: Die Praxis langsamer Paartherapie

4 Die Gestaltung der Therapiebeziehung

The long and winding road,
that leads to your door,
will never disappear.
I've seen that road before,
it always leads me here.
Lennon/McCartney,
»The Long And Winding Road«

Am Ende einer Paartherapie kleidete ein Klient seine Erfahrung der gemeinsamen Gespräche in folgendem Vergleich: Vor Beginn der Therapie seien er und seine Frau fast immer auf der Straße geradeaus marschiert und dadurch in heftige Streitgespräche geraten. Im Lauf der Therapie sei ihm bewusst geworden, dass diese Straße auch Abzweigungen und Kreuzungspunkte beinhalte; er habe gelernt, sie nicht nur zu erkennen, sondern auch einzuschlagen (freilich nicht immer – manchmal sei der gerade Weg doch zu verlockend).

Dieses Bild hatte Analogien zur Erfahrung der Partnerin: Am Anfang einer Stunde seien sie und ihr Mann zumeist geradeaus losmarschiert; aber im Verlauf des weiteren Dialogs sei die Therapie so verlaufen wie ein Weg, der sich hügelauf, hügelab gewunden habe und dem zu folgen ihr nicht einfach gefallen sei. Trotz der Mühsal sei dies eine gute und hilfreiche Erfahrung gewesen. Es seien – so die Klientin – nicht die einzelnen Fragen, die Übungen in einer Sitzung oder auch die mitgegebenen Empfehlungen gewesen, die ihnen geholfen hätten; vielmehr habe sie das Vertrauen, das ihnen der Therapeut und das reflektierende Team entgegengebracht habe, gestärkt und ermutigt.

Jede wirksame Therapie ist – so von Sydow (2008, S. 267) – zugleich eine »Bindungstherapie«.

Dies gilt für Paartherapie in zweifacher Hinsicht: Zum einen bietet ein Wandel der Beziehung der Partner im Lauf der Therapie die Chance einer wechselseitig »korrigierenden Bindungserfahrung« (vgl. Grawe 2004, S. 214), zum anderen eröffnet sich diese Bindungserfahrung im Rahmen einer seitens der Partner als empathisch, wertschätzend und ressourcenbezogen erlebten Therapiebeziehung.

Viele Paare definieren Paartherapie als »letzte Chance«, ihre Beziehung noch zum Besseren zu wenden. Paartherapeutische Dialoge stellen damit in vielen Fällen nicht nur eine Form der impliziten, sondern auch expliziten »Beziehungstestung« dar – eine Testung, ob sich negative Alltagserfahrungen der Partner auch im Kontext der Therapiesituation bzw. der Anwesenheit eines als Experten gedachten Therapeuten reproduzieren.

Diese Beziehungstestung hat einen »regressiven« wie »progressiven Aspekt« (vgl. Frischenschlager 1995, S. 168) – der regressive Aspekt verwirklicht sich in Analogien zwischen der alltäglichen Bezugnahme der Partner und ihrer Bezugnahme im Rahmen von Therapiegesprächen; der progressive Aspekt realisiert sich im Kreieren und Erproben von Neuem im Rahmen von Therapie.

Das positive wie negative Ergebnis einer Paartherapie wird aus der Perspektive von Klienten stärker durch die in der Therapiebegegnung aktualisierte Bezugnahme der Partner als durch die Beziehung der Partner zum Therapeuten determiniert: Nach einer Studie von Reiter-Theil et al. (1985, S. 147) erklären sich Partner positive Veränderungen im Rahmen einer Paartherapie zu etwa 80 % als Folge ihrer eigenen Bemühungen, als Folge der Bemühungen ihrer Partner oder ihrer gemeinsamen Bemühungen; nur zu 20 % führen sie positive Veränderungen auf kommunikative Beiträge von Paartherapeuten zurück.

Dennoch ist die Beziehung zwischen den Partnern und dem Therapeuten von großer Bedeutung und ein zentraler Wirkfaktor hilfreicher Paartherapie (vgl. Asay u. Lambert 2001, S. 54).

Die Beziehung der Partner zum Therapeuten hat eine rahmende und eine transformative Funktion: Die Realisierung von Empathie, Wertschätzung, Ressourcenorientierung, Kooperation und Neutralität lässt sich als stabilisierende Wirkbedingung von Therapie verstehen, die den Hintergrund für mit Labilisierung bzw. Verunsicherung einhergehende Änderungsanregungen und -erfahrungen bildet.

Zugleich hat diese Beziehung im guten Fall eine interventive und unmittelbar transformative Wirkung: Ein Paartherapeut lässt sich mit Rogers (1972, S. 52) als hilfreiches »Alter Ego« bzw. mit Bauriedl (2002, S. 87) als »therapeutischen Hilfs-Ich« lesen. Seinem »Containment« – seiner Fähigkeit, eine gegebene konfliktgeladene Atmosphäre zu ertragen, seiner Fähigkeit zu einem respektvollen und gelassenen Umgang mit gegebenen Unterschieden – kommt neben anderen Kompetenzen entscheidende Bedeutung zu. Dieses Containment kann im Lauf der gemeinsamen Begegnungen von den Partnern mehr und mehr verinnerlicht und so zu einem wechselseitigen Containment werden.

Empathie

Paartherapeutische Dialoge haben in aller Regel Themen zum Gegenstand, die eng mit zentralen Sehnsüchten, Verletzungen und Ängsten der Partner verwoben sind.

Die Fähigkeit von Paartherapeuten, Rapport zu beiden Partnern herzustellen, sich in sie einzufühlen und sich ihnen affektiv anzuschließen, ist in diesem Zusammenhang ein entscheidender therapeutischer Wirkbeitrag.

Empathische Anschlüsse von Paartherapeuten aktualisieren sich non- bzw. paraverbal in Synchronisationen von Gesten sowie von Sprech- bzw. Erzählweisen, in einer fallweisen Angleichung des Atemrhythmus und der Mimik.

Sie realisieren sich verbal in Wiederholungen und Teilwiederholungen des von den Partnern Erzählten – in Zusammenfassungen und Reformulierungen von Klientenäußerungen, in Verbalisierungen dessen, was Therapeuten als wesentlichen emotionalen Erlebnisgehalt des Erzählten verstehen, im Aufgreifen von verwendeten Metaphern oder Schlüsselwörtern.

In diesem Zusammenhang sind Passungsvorgänge von großer Bedeutung: Ein Zuviel an Empathie kann von Partnern als einseitige Zugewandtheit bzw. als fehlende Wahrung von Neutralität gewertet werden oder den Eindruck mangelnder Distanz vermitteln.

Respekt und Wertschätzung

Therapeutischer Respekt realisiert sich in der Anerkennung der Individualität und Besonderheit der Partner; in der Anerkennung der affektiven Bedeutung, welche Problem- und Lösungserfahrungen für sie haben; in der Wertschätzung ihrer bisherigen Versuche, Problem-Lösungs-Übergänge zu realisieren; in der Anerkennung der Schwierigkeiten und Hindernisse, die einer Verwandlung ihrer Beziehung entgegenstehen; in der Anerkennung der Priorität ihrer Lösungszugänge gegenüber denen des Therapeuten u. a.

Ressourcen- und Lösungsorientierung

Analog zur Einzel- wie Familientherapie sind das Ergebnis einzelner paartherapeutischer Gespräche wie auch das Gesamtergebnis von

Paartherapie wesentlich durch die Ressourcenorientierung der Paartherapeuten bestimmt (vgl. Grawe 2004, S. 385).

Ressourcen sind »letztlich alles, was von einer bestimmten Person in einer bestimmten Situation wertgeschätzt wird oder als hilfreich erlebt wird« (Grawe 1993, S. 235). Eine hohe Ressourcenorientierung von Paartherapeuten zeigt sich darin, dass sie die Fähigkeiten und Kompetenzen von Partnern fokussieren und hervorheben – das (trotz alledem) Gelingende, das (möglicherweise) Selbstverständliche, die (trotz alledem) gegebene Veränderungsmotivation, vorhandene »Inseln« geglückten Lebens u. a.

Kooperation

Die Kooperationsorientierung langsamer Paartherapie gründet in der Annahme, dass die Kommunikationsbeiträge der Partner überwiegend von der Intention der Verbesserung des gemeinsamen Lebens bestimmt und daher kooperativ ausgerichtet sind.

Jene Phänomene, die sich als Ausdruck von *noncompliance* bzw. »Widerstand« von Partnern lesen lassen, verweisen in diesem Verständnis auf ein unzureichendes Verstehen bzw. auf eine mangelnde Kooperation von Paartherapeuten zurück. Sie erklären sich aus der Erfahrung von Partnern, im Kontext des Therapiedialogs in dem, was sie als Probleme oder Ziele thematisieren, bzw. in ihrem affektiven Erleben von Wirklichkeit nicht adäquat verstanden zu werden; und/oder sie verweisen auf eine unzureichende Abstimmung des therapeutischen Vorgehens mit Motivlagen, Anliegen und Erwartungen der Partner.

Neutralität

Paartherapie ist – so Retzer (2004, S. 136) – in vielen Fällen eine Einladung zur »Triangulation«: Beide Partner suchen den Therapeuten für eine Allianz bzw. eine »untherapeutische Triade« zu gewinnen, innerhalb welcher sie sich mit dem Therapeuten gegen den anderen Partner verbünden, wobei sie (und zuweilen auch der so verführte Therapeut) zugleich um eine »Leugnung« dieser Allianz bemüht sind.

Mit Retzer lassen sich fünf Formen der »Neutralität« differenzieren, die als »Handwerkszeug der Neutralität« konnotiert werden können: soziale Neutralität, Konstruktneutralität, Veränderungsneutralität, Methodenneutralität und Systemneutralität (vgl. ebd., S. 102).

Soziale Neutralität

Die soziale Neutralität bzw. »soziale Allparteilichkeit« von Paartherapeuten gründet in mehrfachen Motiven: Nur eine Parteilichkeit für beide Partner kann sicherstellen, dass ein Paar im Kontext des Therapiedialogs längerfristig kooperiert. Soziale Neutralität geht zudem auf die modelltheoretische Annahme zurück, dass partnerschaftliches Unglück zumeist gemeinsam generiert wird, was eine einseitige bzw. auf einen Partner fokussierte Anregung von Veränderung in der Regel ausschließt. Soziale Neutralität reduziert zugleich das Risiko, dass der Therapeut seitens jenes Partners, der dem gleichen Geschlecht angehört wie er selbst, als Konkurrent erlebt wird.

Soziale Neutralität ist im guten Fall mehr, als dass sich der Therapeut beiden Partnern annähernd gleich zuwendet – sie ist eine Haltung und Dialogpraxis, die sich als Modell der Einübung in die produktive Handhabung von Unterschieden zwischen Partnern lesen lässt.

Soziale Neutralität realisiert sich nicht zuletzt als Gender-Neutralität: Paartherapie ist ein »bedeutsamer Ort für den Prozess der Bestätigung oder des Überdenkens männlicher oder weiblicher Identitätskonstruktion« (Brandl-Nebehay u. Hinsch 2010, S. 78) – als solcher birgt er die Gefahr, dass bestehende Gender-Mythen durch männliche wie weibliche Therapeuten aufrechterhalten oder verfestigt werden:

> »So tendiert man als TherapeutIn oft dazu, an das eigene Geschlecht provokantere Fragen zu richten und den andersgeschlechtlichen Klienten eher zu schonen […], als Therapeutin lässt man sich möglicherweise von einem massiven Klienten einschüchtern und an die Wand drängen, als Therapeut fällt man angesichts hilflos wirkender Klientinnen vielleicht manchmal in die Rolle des starken Helfers und Beschützers, als Therapeutin verstärkt man männliches Rückzugsverhalten« (Kuttenreiter 2002, S. 79).

Konstruktneutralität

Die Konstruktneutralität von Paartherapeuten soll – so Retzer (2004, S. 103) – die Gefahr einer »affektiven Infektion« bzw. eines therapeutischen »Einschwingens« auf einen der Partner bzw. beide Partner bannen. Konstruktneutralität realisiert sich darin, dass Paartherapeuten den individuellen Beschreibungen, Erklärungen und Lösungsideen der Partner in annähernd gleichem Abstand begegnen.

Veränderungsneutralität

Die Veränderungsneutralität von Paartherapeuten ist insbesondere dann von Bedeutung, wenn die Partner einer möglichen Veränderung mit Abwehr, Skepsis oder Ambivalenz begegnen.

Veränderungsneutralität stellt in diesem Zusammenhang sicher, dass sich Paartherapeuten nicht in einseitiger Weise zu »Verbündeten« einer (möglicherweise gar nicht erwünschten) Lösung machen bzw. dass die Veränderungsmotivation, welche die Paartherapie trägt, von Klienten, nicht von Therapeuten ausgeht.

Methodenneutralität

Paartherapeuten sind dann hilfreich, wenn sie die »Methode« der Paartherapie als einen möglichen Lösungsansatz für partnerschaftliches Unglück unter (vielen) anderen verstehen. Diese Methodenneutralität ist vor allem dort wichtig, wo ein oder beide Partner der Inanspruchnahme von Therapie mit Skepsis, Angst oder Sorge gegenüberstehen. Gleich der Veränderungsneutralität stellt die Methodenneutralität sicher, dass Paartherapie durch die Motivation der Partner, nicht durch die von Paartherapeuten getragen wird.

Systemneutralität

Systemneutralität stellt eine »Neutralität gegenüber der Paarbeziehung eines Paares als Organisationsform« dar (Retzer 2004, S. 111). Sie erlaubt Therapeuten, danach zu fragen, warum eine Paarbeziehung fortgeführt und nicht beendet werden soll. Zuweilen mündet die Systemneutralität von Paartherapeuten darin, dass beide Partner – statt den Therapeuten von der Aussichtslosigkeit ihrer Beziehung zu »überzeugen« – gute Gründe für ein Fortführen ihrer Beziehung zu fokussieren beginnen.

Die Systemneutralität von Paartherapeuten hat aber nicht nur eine strategische Komponente, sie ist auch inhaltlich begründet: Das Zusammenbleiben eines Paares ist nicht immer die beste Option für die Partner wie für mitbetroffene Kinder.

Fragen der Systemneutralität stellen sich insbesondere im Kontext der Abwägung von Trennungs- bzw. Scheidungsfolgen.[21] Etwa 75 % aller von Scheidung bzw. Trennung betroffenen Familien gelingt mittel- bis langfristig eine gute Anpassung an die neue Situation. Bei zwei Dritteln aller Scheidungskinder kommt es zu maximal vorübergehenden Auffälligkeiten, bei einem Drittel – in der Regel bei jenen Kindern, wo weitere Belastungsfaktoren vorliegen bzw. auch nach der Scheidung ein hohes Konfliktniveau zwischen den Eltern fortbesteht – korreliert Scheidung mit einem erhöhten psychischen Erkrankungsrisiko, mit vermehrter Delinquenz, erhöhten Problemen in späteren Partnerschaften und einem erhöhten Suizidrisiko von Kindern und Jugendlichen (vgl. Wallerstein u. Blakeslee 1989). Eine erhöhte Vulnerabilität bzw. Bereitschaft, symptomatisch zu reagieren, zeigt sich allerdings ebenso bei Kindern wie Erwachsenen in zusammenlebenden Familien mit hohem Konfliktniveau:

> »Das meiste, was über Scheidung geschrieben wird, übertreibt die negativen Wirkungen und unterschlägt die manchmal beträchtlich positiven Folgen. Fraglos […] hat die Scheidung viele Erwachsene und Kinder gerettet […] und vielen die Chance zu einem bemerkenswerten persönlichen Wachstum eröffnet« (Heatherington u. Kelly 2003, S. 17).

Eine erhöhte Belastung entfällt für von Scheidung bzw. Trennung betroffene Kinder in aller Regel, wenn sie ausreichenden Kontakt mit beiden Eltern haben, Eltern über die Scheidung bzw. Trennung hinaus zusammenarbeiten, Veränderungen in der Lebenswelt der Kinder geringfügig sind, sie über ein verlässliches soziales Beziehungsnetz verfügen und Eltern um einfühlsame Elternschaft bemüht sind.

21 Im Kontext von Scheidungs- bzw. Trennungsbewältigung verfügt zumeist derjenige Partner, der die Scheidung bzw. Trennung initiiert, auch über die besseren Bewältigungsmöglichkeiten.

5 Die Gestaltung des paartherapeutischen Settings

You and me, we always sweat and strain,
you look for sun, I look for rain,
we're different people, we're not the same ...
Lou Reed, »The Power Of Your Heart«

Ein Paar berichtete im vereinbarten Abschlussgespräch von einigen gelungen Entwicklungen; aber beide Partner hatten Sorge, dass sie das im Lauf der Therapie gewonnene Terrain mit der Beendigung der Therapie wieder preisgeben könnten. So schlug ich ihnen vor, unser Gespräch in Form eines »Gesprächs mit dem verinnerlichten Partner« zu gestalten – diese Dialogform könnte ihnen Auskunft darüber geben, ob eine Fortsetzung der Therapie für sie hilfreich sein könnte.

So bat ich sie zu Beginn, ihre Plätze zu tauschen und mir eine Reihe von Fragen aus der vermuteten Perspektive des jeweils anderen zu beantworten. Wir kamen überein, dass ich zuerst die Frau, dann den Mann befragen würde.

Was waren – aus der vermuteten Sicht ihres Mannes – die für ihn glücklichsten Momente ihres gemeinsamen Lebens? Was waren die schwersten Momente? Was waren jene Eigenschaften an ihr, die ihn am meisten bewegten und anzogen? Mit welcher ihrer Verhaltensweisen, Haltungen und Werte hatte er am meisten zu kämpfen? Was war sein größter Traum für seine persönliche Zukunft? Was war sein größter Traum für ihre gemeinsame Zukunft? Mit welcher seiner Fähigkeiten trug er zur Entwicklung ihrer Beziehung bei? Mit welcher ihrer Fähigkeiten trug sie dazu bei? Was sind seine Sorgen und Ängste in Bezug auf seine persönliche wie auch ihre gemeinsame Zukunft? Gibt es ein Hindernis, das einer guten Zukunft entgegensteht? Was würde ihm von ihrer Seite ermöglichen, dieses Hindernis zu bewältigen oder zu überwinden? Worin hatte ihr wesentlichster Beitrag zu unseren gemeinsamen Gesprächen bestanden? Worin hatte sein wesentlichster Beitrag bestanden? Welche Folgen würde eine Beendigung der Therapie zum gegebenen Zeitpunkt haben?

Im nächsten Schritt ersuchte ich den Mann, diese Fragen aus der vermuteten Perspektive seiner Frau zu beantworten.

Danach bat ich sie beide um eine Beschreibung ihrer Erfahrung, während sie einander zugehört hatten – beide gaben an, durch das hohe Maß an Entsprechung zwischen dem von ihrem Partner Erzählten und der eigenen Sichtweise positiv überrascht zu sein. Sie interpretierten dies als Ausdruck ihrer hohen Verbundenheit und ihrer Fähigkeit zu wechselseitiger Empathie, die sie im Lauf unserer Gespräche wiederentdeckt hätten.

So kamen wir überein, dass sie ihre Therapie ohne den Therapeuten fortsetzen würden – die Paartherapie hatte sich als nützliches Ritual dafür erwiesen, Offenes, Irritierendes, aber auch Gelingendes und Beglückendes in Ruhe und mit wechselseitiger Achtsamkeit zu thematisieren. Mit einer Klärung der Regeln für ihre weiteren, autonom gestalteten Therapiedialoge endete unser Gespräch.

Paartherapie kann sich in zwei unterschiedlichen Settingformen realisieren – als Multilog aller Teilnehmer des Therapiesystems wie auch als abwechselnde Einzeltherapie mit einem Partner in Gegenwart des anderen.

Das Setting des Multilogs eignet sich in besonderer Weise für das paartherapeutische Erstgespräch, therapeutische Zwischenevaluationen sowie das Abschlussgespräch. Im Kontext der Verwirklichung des Therapiesystems ist es zumeist dann indiziert, wenn die Form der Kommunikation eines Paares die zentrale Thematik einer Therapiestunde bildet.

Das Setting der Einzeltherapie mit einem Partner in Gegenwart des anderen ist indiziert, wenn individuelle Veränderungsziele der Partner das zentrale Thema einer Therapiestunde darstellen.

Viele Paare, die Therapie in Anspruch nehmen, tun dies vor dem Hintergrund eskalierender Konfliktmuster, die im Kontext eines gemeinsamen Therapiegesprächs oft durch minimale Trigger – eine Geste, eine bestimmte Körperhaltung, paraverbale Verhaltensweisen oder verbale Kommunikationsbeiträge des Partners – aktiviert werden. Der damit evozierte Stress steigt in vielen Fällen noch dadurch, dass dies in Gegenwart des Therapeuten erfolgt – betroffene Partner reagieren mit Beschämung, sie erfahren die Therapiesituation als Bloßstellung durch den Partner.

Diese Dynamik schränkt die Möglichkeit des Lernens bzw. für Problem-Lösungs-Übergänge für beide Partner gegenüber der einzeltherapeutischen Dialogsituation entscheidend ein: Lernen – ebendie Realisierung von Problem-Lösungs-Übergängen – gründet in der Fähigkeit von Menschen, sich von eigenen problemassoziierten FDV-

Mustern zu lösen. Das gelingt nicht oder nur sehr eingeschränkt, wenn der gegebene Stress hoch ist. Ein Therapiegespräch ist vor diesem Hintergrund darauf ausgerichtet, den von den Partnern wechselseitig evozierten Stress zu reduzieren und zu hemmen.

Paartherapie als »Multilog«

Therapie ist Lernen. Dieses Lernen findet nicht nur auf der Ebene der inhaltlichen Bahnung von Unterschieden sowie im Kontext korrigierender Beziehungserfahrung in der Interaktion zwischen den beiden Partnern mit dem Therapeuten statt, sondern auch und vor allem in der Veränderung der Art und Weise, wie die Partner im Hier und Jetzt des Therapiegesprächs aufeinander Bezug nehmen und dabei neue Formen erproben. Im Kontext eines multilogischen Settings zielt Paartherapie vorrangig auf eine Verwandlung der wechselseitigen kommunikativen Anschlüsse von Partnern.

Im Rahmen partnerschaftlichen Unglücks realisieren Partner vorrangig schließende Kommunikation, während öffnende Kommunikation marginalisiert oder ausgelassen bleibt.

Schließende wie öffnende Kommunikationen verwirklichen sich sowohl auf der Inhaltsebene – der Ebene des Erzählens, der Beschreibung, Bewertung und Erklärung – wie auch auf der primär para- und nonverbal vermittelten Beziehungsebene (vgl. Watzlawick et al. 1969).

Auf der Inhaltsebene lassen sich jene Beschreibungen als schließend lesen, in der ein Partner Defizite und Fehler des anderen hervorhebt, sie in Form von Klage, Beschuldigung, Abwertung generalisiert, aus situativen Zusammenhängen löst und ihre Kontinuität über die Zeit hinweg betont. In einem schließenden Erklären von Problemhaftem betont ein Partner kausale Zusammenhänge, die sein Gegenüber als Täter, ihn selbst als Opfer erscheinen lassen; eigene Beiträge zu Problemhaftem werden marginalisiert oder als einzig mögliche (Schutz-) Reaktion interpretiert. Schließendes Erzählen folgt einer Prämisse der Eindeutigkeit bzw. der »harten Wirklichkeit« (vgl. Retzer 1995, S. 214).

Auf der Beziehungsebene vermittelt sich schließende Kommunikation in einer Anspannung, Bedrohung oder Distanz vermittelnden Körperhaltung, in Gesten der Abwertung oder des Desinteresses, im Abwenden des Blicks – in gestischen, mimischen, motorischen und paraverbalen Signalen und Verhaltensweisen, die Kampf, Flucht bzw.

Vermeidung, Kommunikationsabbruch oder Dissoziation zum Ausdruck bringen.

Schließende Kommunikationen sind Copingstrategien, auf die Partner primär in subjektiv als Hochstress erlebten Situationen zurückgreifen – in Situationen, die reale oder potenzielle Verlust-, Entbehrungs-, Bedrohungs-, Einschränkungs- und/oder Überforderungserlebnisse darstellen. Ob und in welchem Ausmaß sie aktiviert werden, steht mit der gegebenen Vulnerabilität eines Partners in engem Zusammenhang.

Schließende Kommunikationen sind kurzfristig funktionale Bewältigungsstrategien, die dazu dienen, einer in der Beziehung sich anbahnenden Belastungssituation vorzubeugen: So kann der vehement geäußerte Vorwurf oder die Androhung von Gewalt ein unerwünschtes Verhalten des Partners hemmen und einem möglichen Verlust an hierarchischer Überlegenheit in der Beziehung entgegenwirken – womit die »alte Ordnung« wiederhergestellt werden kann. Zugleich werden damit negative Affekte rückreguliert – ein Ausagieren in Form von verbaler oder physischer Gewalt wirkt spannungslösend und hat einen kurzfristig kathartischen Effekt.

Schließende Kommunikationen haben allerdings langfristig den Nachteil, dass sie den Stress erhöhen: Paare geraten in eine »negative Reziprozität«, innerhalb welcher sich Belastung und Spannung immer mehr aufschaukeln.

Die Kommunikation eines Partners lässt sich als öffnend lesen, wenn sie Fähigkeiten und Stärken des anderen fokussiert oder Verständnis für Schwieriges bzw. Problemhaftes zum Ausdruck bringt; wenn sie den Ausnahmecharakter oder die Kontextbezogenheit von Fehlerhaftem hervorhebt bzw. Schwieriges als vorübergehend oder als »Vorfall« konnotiert.

Öffnendes Erklären ist zirkulär konstruiert und fokussiert eigene Beiträge zur Entstehung von Problemhaftem. Öffnendes Erzählen folgt einer Prämisse der Mehrdeutigkeit: Eine Feststellung bzw. Äußerung ist als Ausdruck der subjektiven Sichtweise und nicht Ausdruck objektiver Realität markiert – sie ist Ausdruck »weicher Wirklichkeitskonstruktion«.

Auf der Beziehungsebene vermittelt sich öffnende Kommunikation in gestischen, mimischen, motorischen und paraverbalen Signalen und Verhaltensweisen, die Verständnis, Verbundenheit und Fürsorge zum Ausdruck bringen.

Im Alltag von Paaren pendelt partnerschaftliche Kommunikation zwischen öffnender und schließender Kommunikation. Im Kontext partnerschaftlichen Unglücks überwiegen schließende kommunikative Anschlüsse – betroffenen Partnern fällt es schwer, sie zu unterbrechen oder aktiv zu hemmen.

Im Hier und Jetzt des therapeutischen Multilogs erweisen sich im Zusammenhang mit schließender Kommunikation drei interventive Vorgehensweisen als hilfreich: der Wechsel von direkter zu sternförmiger Kommunikation, die Verstärkung öffnender Kommunikation sowie die Hemmung schließender Kommunikation.

Wechsel zwischen sternförmiger und direkter Kommunikation

Im Kontext sternförmiger Kommunikation realisiert sich der Multilog des Therapiesystems als Dialog zwischen den einzelnen Partnern und dem Therapeuten. Das erlaubt es dem Therapeuten, deeskalierend zu wirken und die Aufmerksamkeit der Partner auf jene Sinnthemen zu lenken, die mit großer Wahrscheinlichkeit mit öffnender Kommunikation einhergehen.

Therapeuten »ermöglichen« eine direkte Kommunikation zwischen Partnern bzw. regen diese dort an, wo sie mit hoher Wahrscheinlichkeit einer öffnenden Kommunikation des Paares entspricht.

Verstärkung öffnender Kommunikation

Öffnende Kommunikationsbeiträge werden durch Markierungen bzw. Hervorhebungen von Therapeuten positiv anerkannt und in der Folge angereichert; auf diese Weise wird positive partnerschaftliche Reziprozität ständig gefördert.

Hemmung schließender Kommunikation

In vielen Paartherapien gestaltet sich die Kommunikation von Partnern hoch konflikthaft.

Konflikte bergen Licht und Schatten in sich: Sie sind Ausdruck von Individualität und partnerschaftlicher Differenzierung; sie bieten die Möglichkeit, Unterschiedlichkeit zu betonen; sie sind notwendiger Bestandteil von gemeinsamen Aushandlungsprozessen; sie sind Hinweisgeber für Bedürfnisse und Sehnsüchte der Partner; sie sind Indikatoren für Ressourcendefizite.

Aber zugleich generieren partnerschaftliche Konflikte ein hohes Maß an Beziehungsstress und verschatten als dominante Kommunikationsform andere Möglichkeiten der wechselseitigen Bezugnahme von Partnern.

Konflikte im Hier und Jetzt eines Therapiedialogs veranschaulichen zumeist die dominante Realität von Partnern – sie sind gelebtes, nicht nur erzähltes Beispiel partnerschaftlichen Unglücks. Die symmetrische Eskalation eines Paares im Therapiedialog ist eine Problemaktualisierung »in vivo« und birgt somit auch die Chance eines »In-vivo-Übergangs« – sie stellt eine gute Gelegenheit für das Lernen der Partner dar. Das Hier und Jetzt des Konflikts eines Paares bietet das »Potenzial für stärkeres Bewusstwerden und Veränderung« (Scheinkman u. Fishbane 2006, S. 160).

Die Effektivität einer Paartherapie entscheidet sich unter anderem darin, wie sehr es einem Therapiesystem gelingt, im Hier und Jetzt des Dialogs eines Paares eine produktive Handhabung und Auflösung von Konflikten zu realisieren. Therapeuten können sich in diesem Zusammenhang impliziter wie expliziter Vorgehensweisen bedienen.

Implizite Vorgehensweisen

Implizite Vorgehensweisen gleichen der Einführung bzw. Einübung einer neuen Sprache, die sich von der bisherigen Sprache des Paares signifikant unterscheidet. Diese Sprache repräsentiert für die Partner eine alternative Erzählmöglichkeit (vgl. Hudson u. O'Hanlon 1997). Implizite Vorgehensweisen stellen eine Form kleinräumiger Unterschiedserzeugung dar: Sie legen Verbundenheit zwischen den Partnern nahe und beugen Eskalationen vor, indem sie den mit Gesprächen einhergehenden Stress reduzieren.

Reformulierungen

Im Kontext sprachlicher Reformulierungen werden schließende Kommunikationsbeiträge von Partnern durch eine leichte Abwandlung von Aussagen in tendenziell öffnende Kommunikationsbeiträge umformuliert – Reformulierungen stellen so eine Form des »produktiven therapeutischen Missverstehens« von Klienten dar (de Shazer 1992, pers. Mitt.).

In diesem Zusammenhang erweisen sich sprachliche Mikrointerventionen wie auch »normalisierende« Kommunikationsbeiträge von Therapeuten als hilfreich.

Im Kontext sprachlicher Mikrointerventionen werden nominalisierende Beschreibungen durch Beschreibungen mittels Verben ersetzt; an die Stelle des Indikativs tritt der Konjunktiv, ontologische Aussagen werden in Aussagen transformiert, welche die subjektive Sichtweise eines Partners hervorheben, generalisierte Beschreibungen werden differenziert, entkontextualisierte Aussagen in Zusammenhänge gebettet, Feststellungen der Kontinuität oder Degression in Feststellungen des Wandels bzw. der Varianz transformiert u. a. (vgl. etwa Grossmann 2007, S. 65).

Umformulierung von Klagen in Wünsche und Sehnsüchte

»Klagen kann als Sehnsucht danach begriffen werden, sich in der Beziehung wohlzufühlen und endlich (wieder) vom Partner als der Mensch gesehen zu werden, der man sein möchte. Die Argumentation erfolgt dabei über das Fehlverhalten des anderen, zielt aber auf Hilfe zur Wiederherstellung, Bestätigung oder Findung der eigenen erwünschten Identität ab. Eine Beschwerde verwandelt sich unter diesem Aspekt in den verzweifelten Versuch, sich vom anderen die Schwere abnehmen zu lassen und Leichtigkeit zu bekommen. Das Klagen gewinnt also seinen Sinn im Bezogensein auf den Partner« (Hinsch 2010, S. 48).

Klagen lassen sich vor diesem Hintergrund als unerzählte Wünsche verstehen: Im Therapiegespräch kann dieses Unerzählte mithilfe der Erkundung dessen, was die Klage als Sehnsucht (ver)birgt, bzw. durch Umformulierung in einen Wunsch, ein Anliegen zum Gegenstand konstruktiver Verhandlung zwischen Partnern werden.

Ein Umformulieren von Klagen in Wünsche und Sehnsüchte ist zumeist zugleich ein Übergang von einer Sprache der Abwesenheit in eine Sprache der Anwesenheit.

Die Betonung von Verbundenheit und Analogie

Im Kontext partnerschaftlichen Unglücks tendieren Partner zu einer Kommunikation, die ihre Getrenntheit und Verschiedenheit betont: Paartherapeuten können dem durch den Gebrauch einer »inklusiven« Sprache entgegenwirken – durch die Betonung von Gemeinsamkeiten und Ähnlichkeiten zwischen den Partnern, durch Formulierungen wie »Sie beide ...«, »Sie als Paar ...«, »Genau wie bei Ihrer Frau/bei Ihrem Mann ...«.

Fokuswechsel

Eine weitere implizite transformative Vorgehensweise ist jene des Fokuswechsels: Vor dem Hintergrund wahrgenommener schließender Kommunikation können Therapeuten den Fokus des Therapiesystems von der (problematischen) Vergangenheit und Gegenwart auf eine mit Lösung assoziierte Zukunft lenken; sie können Problemausnahmen und -unterschiede erkunden, Gelingendes und Selbstverständliches, das seitens der Partner nicht thematisiert wird, zum Sinnthema machen u. a.

Explizite Vorgehensweisen

Konfrontation

Ein einfaches explizites Vorgehen realisiert sich in der Unterbrechung der schließenden Kommunikation eines Paares mit dem Hinweis darauf, dass das im Augenblick realisierte Verhalten der Partner nicht zielführend sei oder ein »Mehr desselben« darstelle. Unter Umständen kann diese Konfrontation mit einer Vergegenwärtigung zuvor festgelegter Diskursregeln verbunden sein.

Das Schließen metakommunikativer Vereinbarungen

Zuweilen ist der Stress von Partnern so hoch, dass damit assoziierte Copingstrategien des Kämpfens – der Abwertung, der Bedrohung, des Vorwurfs – jede Passage des Gesprächs dominieren; damit wird eine Anregung von Problem-Lösungs-Übergängen erschwert oder zur Gänze verunmöglicht.

In diesem Fall kann das Schließen einer metakommunikativen Vereinbarung bzw. die Konstruktion gemeinsamer Diskursregeln eine Hilfe sein: Der Therapeut entwickelt gemeinsam mit einem Paar ein (minimales) Regelsystem für den gemeinsamen Dialog, in dem destruktive Kommunikation, die zu einer Kränkung des jeweils anderen führt und dem Ziel der Partner entgegensteht, explizit benannt wird. In diesem Zusammenhang versichert sich der Therapeut des Einverständnisses der Partner, dass er das gemeinsame Gespräch bei einer Regelverletzung unterbrechen bzw. unter Umständen (in Verbindung mit dem Angebot eines weiteren Therapietermins) auch abbrechen kann.

Die Konstruktion einer metakommunikativen Vereinbarung stellt im guten Fall ein Sicherheitsnetz für die Partner dar und fördert ihre Bereitschaft zur Einnahme einer dissoziierten Erzählposition.

Wechsel der Perspektive

Dominante schließende Kommunikation eines Paares kann auch dadurch gehemmt werden, dass der Therapeut einen Wechsel der Perspektive anregt: So kann er die Partner ersuchen, für einen Augenblick ihre Stühle zu tauschen und ein gegebenes Thema mit den Augen des anderen zu betrachten: Mit welchen Empfindungen ist dies verbunden? Was können die Partner nun wahrnehmen? Mit welcher Bedeutungsgebung ist diese Erfahrung verbunden?

Metakommunikation

Eine metakommunikative Thematisierung und Transformation schließender Kommunikation erfolgt in drei Schritten: dem der Explikation schließender Kommunikation und der Anregung einer auktorialen Erzählposition in Bezug auf das eigene Kommunizieren, dem der Rekonstruktion des negativen kommunikativen Ablaufs und dem der Konstruktion möglicher positiver Alternativen.

Eine Explikation schließender Kommunikation realisiert sich darin, dass ein Therapeut eine im Moment zwischen den Partnern stattfindende Kommunikation unterbricht und sie zum gemeinsamen Sinnthema des Dialogs macht – etwa mit der Feststellung, dass er den Partnern seine Wahrnehmung mitteilen möchte. Um hierbei Anschlussfähigkeit zu wahren, ist es meist hilfreich, wenn Therapeuten ihrer Vermutung im Hinblick darauf, welche Affekte bei den Partnern gegeben sind, in empathischer Weise Ausdruck verleihen (»Möglicherweise sind Sie, Herr ..., im Augenblick verletzt und gekränkt. Möglicherweise führt dies dazu, dass Sie Ihre Partnerin jetzt im Augenblick unter Druck setzen. – Und möglicherweise erleben Sie, Frau ..., im Augenblick Ähnliches und fühlen sich abgewertet«).

Im Weiteren versucht der Therapeut, bei beiden Partnern eine Metaposition in Bezug auf ihre gegebene Kommunikation anzuregen – etwa mittels der Frage, ob sie dazu bereit sind, gleichsam von außen oder von oben auf ihre eben realisierte Kommunikationsabfolge zu blicken (»Ist es Ihnen recht, wenn wir hier kurz innehalten und schauen, was gerade passiert?«).

In einem nächsten Schritt – das Einverständnis und die Bereitschaft der Partner vorausgesetzt – lässt sich die Abfolge der kommunikativen Anschlüsse verbal oder auch mittels visualisierender Darstellung auf einem Flipchart rekonstruieren. Eine weitere Variante ist die der »Standbildtechnik«: Hier werden die Partner gebeten, ihr zuvor aktualisiertes Verhalten auf einer imaginierten Leinwand gleich einem Filmausschnitt im Zeitlupentempo ablaufen zu lassen (vgl. Scheinkman u. Fishbane 2006, S. 165).

Anschließend kann das Therapiesystem erkunden, welche Abzweigungen den Partnern in Bezug auf ihren zuvor aktualisierten Dialog zur Verfügung gestanden hätten und was sie dabei unterstützt hätte, den wechselseitigen Einladungen zur Eskalation nicht Folge zu leisten. In diesem Zusammenhang lässt sich auch über Erfahrungen mit alternativer wechselseitiger Bezugnahme reden: Gibt es Erfahrungen gelungener Alternativen? Worin bestanden sie? Mit welchen Auswirkungen waren sie verbunden? Wie kamen sie zustande? Mit welchen Gefühlen und Kognitionen gingen sie einher? Mit welchen Fähigkeiten, Zielen und Werten der Partner sind sie verbunden?

Das Thematisieren schließender Kommunikation im Hier und Jetzt eines Therapiedialogs ist nicht immer die beste aller Möglichkeiten – es ist dann hilfreich, wenn sich vermuten lässt, dass die Partner nicht so stark verletzt bzw. gekränkt sind, dass sie keine Metaposition in Bezug auf ihr Fühlen, Denken und Verhalten einnehmen können (im anderen Fall wiederholt die Metakommunikation nur die Kommunikation des Paares).

Ist das gemeinsame Gespräch in hohem Maß durch Verletztheit, Gekränktheit, Wut, Zorn, Trauer und/oder Angst überschattet, hilft ein beruhigendes und stark strukturierendes Therapeutenverhalten eher, Deeskalation anzuregen. Unter Umständen ist dies auch die Indikation für den Abbruch eines Gesprächs, damit seine Fortsetzung nicht in ein »Mehr desselben« mündet.

Praktiken des negativen Externalisierens

Ein zentrales Medium der Transformation symmetrischer Eskalation im Hier und Jetzt eines paartherapeutischen Dialogs bilden externalisierende Konversationen (vgl. White 2007).

»Die Person ist nicht das Problem; das Problem ist das Problem« (Winslade a. Monk 2000, p. 143; Übers. K. P. G.): Vor dem Hintergrund dieser narrativen Prämisse sind Praktiken des Anklagens und Beschuldigens, die Partner utilisieren, zentrale Copingmuster, die einer Eigendynamik folgen und so gleichsam die Herrschaft über die Partner erlangen.

Pragmatisch realisieren sich negativ externalisierende Konversationen mit Partnern in folgenden Schritten.

Sprachliche Seperation

Die sprachliche Trennung der Partner einerseits und des symmetrischen Kommunikationsmusters andererseits kann implizit wie explizit erfolgen. Diese Trennung von Diskursverhalten und Person wird entweder durch die wiederholte und fortwährende Verwendung einer Beschreibungsform angeregt, in deren Kontext Ersteres als eigenständige, von den Personen getrennte Entität konstruiert wird, oder sie wird durch die Konstruktion eines »So tun, als ob« nahegelegt.

Beides äußert sich etwa in der Formulierung, dass das »Beschuldigen« offensichtlich im Lauf der Zeit mehr und mehr eine Vorherrschaft über das Paar errungen habe, dass der »Streit« sich zwischen den Partnern breitmache, dass das »Anklagen« das Ruder in der Beziehung übernommen habe u. a. Unterstützt wird eine Opposition zwischen (externalisiertem) Problem einerseits und den Partnern bzw. dem Paar andererseits durch Formulierungen wie jene von der »Diktatur des Streitens« oder »Tyrannei des Abwertens«.

In diesem Zusammenhang wird das kommunikative Muster als »böse« bzw. als »Täter«, die Partner bzw. das Paar werden bzw. wird als »gut« oder als »Opfer« gedacht. Die Gegensatzbildung soll in einer Koalition bzw. Solidarität der »Opfer« münden, die sich gegen jenes Muster verbünden, welches ihre Partnerschaft beeinträchtigt.

Eine (wiederholte) externalisierende Form der Beschreibung seitens des Therapeuten »sickert« – so die Hoffnung – nach und nach in die Beschreibung bzw. Perspektive der Partner »ein«.

Im Kontext einer expliziten Markierung des »So tun, als ob« wird die externalisierende Beschreibung in Form eines »Experiments« eingeführt: Der Therapeut ersucht das Paar, für den Augenblick so zu tun, als ob das symmetrische Verhalten und die Partner voneinander getrennte Einheiten wären.

In beiden Fällen kann die sprachliche Separation durch Gesten, die diese Getrenntheit unterstreichen, und/oder durch Symbolisierung unterstützt werden – das Paar wird dann etwa gebeten, dem »Streit« einen Stuhl oder ein anderes Objekt zuzuordnen, das zwischen ihnen positioniert wird. Vertieft kann die getroffene Unterscheidung auch dadurch werden, dass die Partner dem »Streit« eine Farbe, eine Gestalt, eine spezifische Oberflächenbeschaffenheit, eine räumliche Größe und/oder eine individuelle Stimme zuordnen.

Namengebung

Die Separation von Problem und Personen wird wesentlich durch die Anregung gefördert, dass das Paar dem externalisierten Problemphänomen einen passenden Namen zuordnet (»Streiten«, »Anklagen«, »Beschuldigen«, »Abwerten«) – hilfreiche Namen sind Anwesenheits-, nicht Abwesenheitsbeschreibungen sowie Beschreibungen, die auf Possessivpronomen verzichten (»deine«, »meine«, »unsere«), da diese der Intention der Externalisierung zuwiderlaufen.

> »Ein funktionaler Name ist einer, der die Perspektive beider Partner in Bezug auf das Problem mit einschließt. Die Verständigung auf einen Namen für das Problem lässt sich als bedeutsamer Schritt lesen, mit dessen Hilfe seine Macht unterminiert wird« (Winslade a. Monk 2000, p. 147; Übers. K. P. G.).

Die gemeinsame Namengebung stärkt das Bündnis der Partner und unterstützt die Entwicklung einer dissoziierten Erzählperspektive.

Die Kartierung des Problemeinflusses

Im nächsten Schritt kann das Therapiesystem eine »Landkarte des Problemeinflusses« erstellen: Wann und bei welcher Gelegenheit trat das »Streiten« in das Leben des Paares? In welcher Weise geschah dies? Wie gewann es im Lauf der Zeit an Macht und Einfluss? Welche Bereiche der Beziehung oder des gemeinsamen Lebens wurden in welcher Reihenfolge okkupiert oder kontaminiert? Zu welchem Zeitpunkt erreichte »Streiten« den Gipfel seiner Macht? Welche Auswirkungen hat »Streiten« auf die Person der Partner, ihr Selbstbild und das Bild vom jeweils anderen, ihr Wohlbefinden, ihre Gesundheit und anderes? Welche Auswirkungen hat es auf die gemeinsame Beziehung, welche auf wichtige soziale andere – Kinder, Freunde, Verwandte?

In diesem Zusammenhang erweisen sich Skalierungsfragen als hilfreich: Wie ausgeprägt ist die Macht von »Streiten« auf einer Skala von 1 bis 10? Wie lässt sich die relative Gewichtung des Einflusses von »Streiten« im Vergleich zum Einfluss des Paares auf die gemeinsame Beziehung einschätzen? Wie viel Prozent der Beziehung sind durch »Streiten«, wie viel Prozent durch das Paar bestimmt?

Die Kartierung des Eigeneinflusses der Partner

Die Kartierung des Einflusses des Problems auf die Partner bzw. die Partnerschaft kann durch eine Kartierung des Einflusses der Partner auf das Problem ergänzt werden: Durch welche äußeren Kontexte und Belastungen gewann das externalisierte Problem seine beherrschende Stellung? Welche bestehenden Stressoren in der Gegenwart begünstigen es? Wie und wodurch boten bzw. bieten die Partner dem Problem Gelegenheit, seinen Einfluss auszuweiten? Durch welche Handlungen, Haltungen und Einstellungen, durch welche Geschichten, die die Partner über sich, übereinander und über ihre Beziehung konstruieren bzw. erzählen, wird die dominante Stellung des Problems begünstigt? Durch welche Sichtweisen wird es gefördert, genährt, verstärkt? Wie erfolgt eine »Einladung« des Problems durch die Partner? Welche Unachtsamkeiten der Partner werden seitens des Problems ausgenutzt?

Die Erkundung von »Widerstand« und die Konstruktion von Ausnahmen und Unterschieden

Skalierende Fragen bieten gute Gelegenheiten für Problem-Lösungs-Übergänge: Gab oder gibt es Erfahrungen der Partner mit Situationen, in denen es ihnen möglich war oder ist, den Einfluss des Problems einzugrenzen oder sogar zurückzudrängen? Welche äußeren Lebensereignisse und Kontexte begrenzen den Einfluss des Problems? Welche wirkten oder wirken als Gegengewicht? Gab bzw. gibt es Erfahrungen des »erfolgreichen Widerstands« gegen »Streiten«? Wie zeigten oder zeigen sie sich? Mit welchen Auswirkungen waren oder sind sie verbunden? Wie kamen oder kommen sie zustande? In welchen Beiträgen, Ressourcen und Strategien der Partner gründen sie? Welche Art der Kooperation bzw. Solidarität des Paares lag oder liegt Problemausnahmen und Unterschieden zugrunde? Welche Fähigkeiten, Werte und Ziele der Partner zeigten oder zeigen sich in diesen Situationen?

Lösungsaktualisierung

Im letzten Schritt kann das Therapiesystem im Sinne eines »Was wäre, wenn?« – etwa vor dem Hintergrund eines über Nacht eingetretenen Wunders – eine mögliche Lösung vorwegnehmen: Woran würden die Partner erkennen, dass sie – nicht das Problem – ihre Beziehung bestimmen? Woran würden es wichtige soziale andere erkennen? In welcher Weise würde sich dies zeigen? Was würde es über sie als Personen und sie als Paar aussagen? Welche ihrer Fähigkeiten könnten sie hierbei unterstützen? Mit welchen Auswirkungen wäre die mögliche Lösung verbunden? Woran wäre ein erster kleiner Schritt in diese Richtung erkennbar?

Praktiken negativer Externalisierung regen eine Koalition der Partner an; sie fördern die Einnahme einer dissoziierten Erzählposition rund um eigene FDV-Muster; und sie erlauben es Partnern, ihr Gesicht zu wahren.

Praktiken des positiven Externalisierens

Im Kontext positiver Externalisierung fokussiert das Therapiesystem nicht nur die negativen Auswirkungen, sondern auch mögliche positive Sinnfunktionen schließender Kommunikationsabläufe zwischen Partnern (vgl. Grossmannn u. Russinger 2011, S. 116).

Diese Sowohl-als-auch-Orientierung birgt eine Reihe von Vorteilen in sich: Sie wird der Erfahrung gerecht, dass Konflikte innerhalb einer Beziehung der Verhandlung von Zielen, Werten und Unterschieden zwischen den Partnern dienen; dass etwa Streit in vielen Fällen personale Autonomie bzw. eine Balancierung von Nähe und Abstand zwischen den Partnern ermöglicht; dass Streit ein zumindest kurzfristig funktionales Instrument darstellt, das es ermöglicht, Spannung in kathartischer Weise auszuagieren; dass Streit oftmals auf Egalität und damit die Auflösung von Hierarchieunterschieden abzielt; dass Streit zuweilen auch die Bindung eines Paares stärkt.

Im Kontext positiver Externalisierung wird ein Konfliktmuster sprachlich von der Person der Partner separiert und räumlich externalisiert – es nimmt auf einem ihm zugeordneten Stuhl Platz, es wird »bebildert« und erhält einen passenden Namen. Einer der Partner wird gebeten, ihm seine Stimme zu leihen, damit es zu den Fragen des Therapeuten Stellung nehmen und dem Therapiesystem Auskunft geben kann.

In diesem Zusammenhang erweisen sich folgende Fragen als hilfreich: Wann und bei welcher Gelegenheit trat das Konfliktmuster in das Leben des Paares? Was bewirkte es? Wie und wodurch vergrößerte sich sein Einfluss auf die Beziehung der Partner? Wie hoch ist sein gegenwärtiger Einfluss? Gab oder gibt es jenseits seiner trennenden bzw. belastenden Auswirkungen auch positive Auswirkungen seiner Anwesenheit? Inwiefern erwies oder erweist es sich als Medium für die personale und gemeinsame Entwicklung der Partner? Inwieweit unterstützte es ihre Individuation? Trug oder trägt es nicht nur zur Distanz, sondern auch zur Bindung des Paares bei? Half oder hilft es im Kontext der Verhandlung von Rollen und Regeln? Diente oder dient es auch als Schutz? War oder ist es auch Sprachrohr für Wünsche und Bedürfnisse? Welches Risiko wäre mit seiner Auflösung bzw. »Verabschiedung« verbunden?

Eine Befragung des Konfliktmusters kann im Weiteren folgende Themen fokussieren: Unter welchen Bedingungen wäre es bereit, sich wieder aus dem Leben des Paares zu lösen? Was müsste in Zusammenhang mit seinen positiven Funktionen für die Beziehung sichergestellt sein? Wie könnte diese Sicherstellung für das »Muster« erkennbar sein?

Nur wenn Partner die Erfahrung machen, dass ihre wechselseitige Bezugnahme im Kontext von Therapie einer anderen Logik folgt als jener, die sich im Kontext ihrer Alltagserfahrung als dominante Erzähllogik etabliert hat, wird Therapie als hilfreicher und unterschiedserzeugender Raum wahrgenommen und erlebt.

Paartherapie als Einzeltherapie in Gegenwart des Partners

Paartherapie ist ein Setting, bei dem Partner erwünschte FDV-Muster, die mit ihren übergeordneten Beziehungszielen verbunden sind, parallel einüben. In diesem Zusammenhang können einzelne Sequenzen des gemeinsamen Dialogs wie auch einzelne Therapiesitzungen den individuellen Zielsetzungen des einen Partners, andere Sequenzen bzw. Sitzungen den Zielsetzungen des anderen Partners gewidmet werden: So wird das

> »von vielen Paaren implizit über wechselseitige Schuldzuschreibung oder explizit über Anliegen wie ›Wir haben Kommunikationsprobleme‹ angebotene ›Wir‹ in der Beschreibung der Beschwerde [...] in zwei ›Ichs‹ mit je eigenen Anliegen und eigenen Lösungsvorschlägen aufgelöst« (Hinsch et al. 1998, S. 225).

Die Idee von Paartherapie als »Einzeltherapie in Gegenwart des Partners« greift eine Settinggestaltung auf, die von Willi et al. (1992)

unter dem Begriff »Konstruktdifferenzierung« in die Paartherapie eingeführt und von Hinsch weiterentwickelt wurde: In der ursprünglichen Form wurden Partner gebeten, eine sie emotional aufrührende Beziehungserfahrung nacheinander – jedem Partner wurden etwa 20 Minuten Zeit gewidmet – darzustellen. Im Dialog wurden der Ablauf und die mit dieser Erfahrung assoziierte Bedeutung erkundet; der jeweils andere Partner sollte sich hierbei auf ein achtsames Zuhören beschränken.

Paartherapie als Einzeltherapie in Gegenwart des Partners bedarf der inhaltlichen wie relationalen Rahmung und auch Begründung seitens des Therapeuten. Während der Arbeit mit einem der Partner fungiert der jeweils andere als Zuhörer sowie als Zeuge und Ressourcenperson, die die Erzählungen des Partners ergänzt, positive Entwicklungen bestätigt und anerkennt und zudem hilfreiche Anregungen für Problem-Lösungs-Übergänge leistet.

Wenngleich Einzeltherapie in Gegenwart des Partners Veränderung bei einem der Partner fokussiert, so ist der jeweils (vorrangig) zuhörende andere doch in vielen Fällen mitberührt und mitbetroffen – sei es dadurch, dass die Thematik, die im Mittelpunkt der Therapiesitzung steht, auch zugleich seine Thematik ist (und er Problem-Lösungs-Übergänge innerlich mitvollzieht), sei es dadurch, dass sich die Einnahme einer zuhörenden bzw. mitvollziehenden Position als Einübung in ein neues Dialogverhalten lesen lässt.

Die mit diesem Setting einhergehende Rahmung des wechselseitigen Zuhörens unterbricht in vielen Fällen ein dominantes Interaktionsmuster eines Paares: Ein Partner kann über sein Erleben, seine Wahrnehmung und Bedeutungsgebung sprechen, ohne unterbrochen zu werden bzw. ohne Erzähltes rechtfertigen, verteidigen oder ohne argumentieren zu müssen; dies ermöglicht ihm die Erfahrung, vom anderen gehört zu werden. Zugleich bahnt dieses Zuhören ein alternatives Interaktionsverhalten beim zuhörenden Partner: Aufmerksamkeit, Geduld, Verstehen und Empathie. Einzeltherapie in Gegenwart des Partners

> »blockiert […] die zirkuläre Erklärungs- und Bedeutungszuschreibung der Partner und spricht jeden als Einzelperson an, unabhängig davon, ob seine eigenen Gefühle, Ängste und Konstrukte im Partner ihre Entsprechung finden« (Hinsch u. Steiner 1993, S. 41).

Das Setting der Einzeltherapie in Gegenwart des Partners ermöglicht, dass Partner wechselseitige Zeugenschaft für ihre individuellen Veränderungsprozesse realisieren.

Einzeltherapie in Gegenwart des Partners impliziert, dass der Therapiedialog zwar individuelle Thematiken eines Partners fokussiert, der mitanwesende Partner aber auf die Einladung des Therapeuten hin seine Ideen zum Gespräch miteinbringt: Er überlegt beschriebene Veränderungsziele mit, er (mit)konstruiert hierfür hilfreiche Ressourcen, er erkundet, wie er zu erwünschten Veränderungen beitragen kann; er beschreibt die Implikationen positiver Veränderungen – insbesondere ihre Auswirkungen auf sein eigenes Verhalten.

Für Paartherapie als Pendeln zwischen Multilog und einzeltherapeutischer Arbeit in Gegenwart des Partners sprechen viele Gründe: Das Lernen eines Partners gewinnt oft an Tiefe, wenn die Aufmerksamkeit des Therapeuten vorrangig auf ihn gerichtet ist. Einzeltherapie in Gegenwart des Partners betont die individuelle Verantwortung beider Partner:

> »In diesem Kontext wird Veränderung in der Therapie nicht mehr als Veränderung des Interaktionszirkels und seiner Regeln definiert, dem ›automatisch‹ eine erwünschte Anpassung des individuellen Verhaltens folgt […], sondern es geht um die konkrete Veränderung von Handlungsabfolgen, handlungsrelevanten Überzeugungen und subjektiven Sichtweisen. Die durch die zuhörende Anwesenheit des anderen hergestellte ›lokale Öffentlichkeit‹ führt dabei zu einer therapeutisch erwünschten Selbsteingrenzung der Alternativen auf ›Machbares‹« (Hinsch u. Steiner 1993, S. 41).

Ein einzeltherapeutisches Vorgehen in Gegenwart des Partners erschwert die Aktivierung dysfunktionaler interaktioneller Muster zwischen den Partnern: Der zuhörende Partner kann sich in der Rolle des Unterstützers erleben und diese Rolle einüben; der erzählende Partner erlebt den anderen als Unterstützer; last, but not least reduziert es die Komplexität der Dialogsituation für alle Beteiligten.

6 Die Gestaltung des Therapieprozesses

The book of love is long and boring,
no one can lift the damn thing.
It's full of charts and facts and figures
and instructions for dancing.
Peter Gabriel, »The Book Of Love«

Makroarchitektur des Therapieprozesses

In der zeitlichen Abfolge von Paartherapie lässt sich eine Makro-, Meso- und Mikroarchitektur des Therapieprozesses unterscheiden (vgl. Grossmann 2007). Makroarchitektonisch umfasst Paartherapie die Herstellung, Verwirklichung und Auflösung des Therapiesystems (vgl. Ludewig 1992).

In der Phase der Herstellung des Therapiesystems stehen die Schaffung einer empathischen, respektvollen, ressourcenorientierten, neutralen und stabilen Beziehung zu beiden Partnern sowie die Etablierung einer inhaltlichen Sinngrenze bzw. Leitdifferenz der Therapie im Vordergrund.

In der Phase der Verwirklichung besteht die zentrale Aufgabe von Paartherapeuten darin, eine hilfreiche Therapiebeziehung aufrechtzuerhalten und zu vertiefen sowie erwünschte Problem-Lösungs-Übergänge anzuregen und zu bahnen.

Die Phase der Auflösung des Therapiesystems fokussiert die Sicherung und Verankerung von Lösungen und Lösungsstrategien und die Auflösung der Mitgliedschaft des Therapiesystems.

Die Herstellung des Therapiesystems

Mit Bauriedl (2002, S. 92) lässt sich das Erstgespräch als »einer der wichtigsten Abschnitte in einer [...] Paar- oder Familientherapie« lesen. Das paartherapeutische Erstgespräch ist – so auch Bachelor und Horvath (2001, S. 144) – ein »Fenster der passenden Gelegenheit« dafür, eine vertrauensvolle und wertschätzende Therapiebeziehung anzuregen und eine Atmosphäre der Zuversicht und der Hoffnung auf Veränderung zu generieren.

Eine Besonderheit des Erstgesprächs in der Paartherapie gegenüber der Einzeltherapie ist unter anderem, dass Probleme und Ziele, welche die Sinngrenze bzw. Leitdifferenz einer Paartherapie bilden, nicht nur zwischen Klient und Therapeut, sondern auch und vorrangig zwischen den Partnern konsensualisiert werden müssen. Von entscheidender Bedeutung ist zudem, dass Partner einerseits gemeinsame Ziele entwickeln, andererseits Ziele formulieren, die sich auf ihr eigenes Fühlen, Denken und Verhalten beziehen und mit den gemeinsamen Zielen des Paares korrespondieren.

In der Dramaturgie eines paartherapeutischen Erstgesprächs erweist sich in vielen Fällen eine aus sechs Schritten bestehende Abfolge als hilfreich: Hierbei folgen auf eine Kontextklärung eine Problembeschreibung, eine erste Problemkontextualisierung, eine Zielklärung, die Entwicklung eines gemeinsamen Inhalts- und Rahmenkontrakts sowie ein Stundenabschluss, der einen Kommentar zur Sitzung sowie zumeist eine erste Hausaufgabe beinhaltet.

Kontextklärung

Die Kontextklärung umfasst die Klärung des Arbeitskontextes des paartherapeutischen Erstgesprächs, des Lebenskontextes sowie des Zugangs eines Paares zur Therapie.

Die Klärung des Arbeitskontextes dient der Vorstellung des Therapeuten und der Zielsetzungen und Rahmenbedingungen des Erstgesprächs, soweit sie nicht in einem telefonischen Vorabkontakt thematisiert wurden.

Fragen des Lebenskontextes beziehen sich auf die Person der Partner, auf ihre familiäre und soziale Lebenswelt, auf die Dauer ihrer Beziehung, auf die Lebensform des Paares u. a.

Die Klärung des Zugangskontextes enthält Fragen zur Entscheidung der Partner, Paartherapie in Anspruch zu nehmen: Wer initiierte diese Entscheidung? Wie wurde sie seitens des Partners aufgegriffen? Wie kam es zur Auswahl des Therapeuten bzw. der Institution? Welche Kriterien waren hierbei bedeutsam? Welche Bedeutungsgebungen, welche Hoffnungen, welche Ängste oder Befürchtungen sind mit der Inanspruchnahme von Paartherapie verbunden? Wer ist über die Entscheidung zur Paartherapie informiert? Wer nimmt daran Anteil? Wer nimmt darauf Einfluss? Gab es bereits früher paar-, einzel- oder familientherapeutische Gespräche? Wenn ja, mit welchen Erfahrungen waren sie verbunden? Gibt es parallele Einzel- oder Familientherapie oder andere (Hilfe-)Maßnahmen?

Fragen zum Zugangskontext von Paaren bieten zudem eine gute Gelegenheit dafür, gegebene Motivationslagen von Partner einzuschätzen und den Therapiekontrakt wie auch die Therapiegespräche auf diese Motivation abzustimmen.

Eine inhaltliche Differenzierung der »Motivationslandschaft« von Partnern stellt de Shazers (1992b, S. 103) Unterscheidung von »Besuchern«, »Klagenden« und »Kunden« (»visitors«, »complainers«, »customers«) dar, welche auf unterschiedliche Formen therapeutischer Kooperation verweist.

Als »Besucher« können Partner betrachtet werden, die im Kontext von Paartherapie keine auf sich selbst bezogene Problemthematik bzw. Beschwerde definieren und ein Therapiegespräch häufig aufgrund der Überweisung sozialer Institutionen oder vor dem Hintergrund der Erwartungen bzw. Forderungen ihres Partners in Anspruch nehmen.

> »Da keine Beschwerde vorliegt, die behandelt werden kann, kann die Therapie nicht beginnen, [...] und es wäre deshalb ein Fehler, würde der Therapeut zu intervenieren versuchen, auch wenn das Problem für einen Beobachter offenkundig ist. Es muss damit gerechnet werden, dass solche ›Besucher‹ jede Intervention zurückweisen. Wenn dem Therapeuten der Fehler unterläuft, nicht zu erkennen, dass es sich um Besucher handelt, entsteht in so einem Fall eine klassische ›widerständige‹ Beziehung zwischen ihm und den übrigen Anwesenden« (ebd., S. 104).

Als »Klagende« lassen sich Partner verstehen, die zwar eine Beschwerde in den Therapiedialog einbringen, damit aber keine klare und spezifische Zielvorstellung verbinden.

Demgegenüber thematisieren »Kunden« nicht nur partnerschaftliche Problemstellungen, die zumindest partiell ihrem eigenen Einfluss unterliegen, sondern auch spezifische Zielvorstellungen.

Mit jeder dieser Motivlagen gehen jeweils andere Gestaltungsformen therapeutischer Kooperation und andere Möglichkeiten therapeutischer Intervention einher: Therapeuten sollen Partnern im Kontext der Beziehungsform »Besuch« mit Zugewandtheit, Interesse und Anteilnahme begegnen.

Eine analoge Position sollte – so de Shazer – im Kontext der Beziehungsform »Klage« realisiert werden. Hier wie dort können Therapeuten sich darum bemühen, spezifischere und im eigenen Einfluss von Partnern verortbare Zielvorstellungen anzuregen.

Eine andere Differenzierung des Territoriums »Motivation« findet sich bei Prochaska (2001): Hier wird eine motivationale Phase der »Präkontemplation« von Phasen der »Kontemplation«, des »Entscheidens«, des »Handelns« und der »Aufrechterhaltung« unterschieden.

In der Phase der »Präkontemplation« stellen Partner keine Verbindung zwischen einem gegebenen Problem und ihrem Beitrag zu seiner Entstehung oder Aufrechterhaltung her:

> »Weil sie nicht davon ausgehen, dass sie ein Problem haben, sehen diese KlientInnen in der Regel keine Notwendigkeit, in ein Arbeitsbündnis mit einer professionellen Helferin einzusteigen oder daran teilzunehmen« (Hubble, Duncan u. Miller 2001, S. 298).

Partner bedürfen in dieser Phase behutsamer Anregungen sowie des respektvollen Zuhörens und des Bemühens von Therapeuten, sich ihrer Wirklichkeitssicht anzuschließen:

> »Aufgabe der TherapeutInnen (ist es), ein Klima zu schaffen, in dem die KlientInnen die Vorteile einer Veränderung in Betracht ziehen, explorieren und abschätzen können«.

Die Phase der »Kontemplation« ist dadurch charakterisiert, dass Partner Veränderung als notwendig anerkennen und erste Visionen eines Zieles entwickeln, dies aber gegen den Preis und Aufwand von Veränderung gegenrechnen; ihre Motivlage zeichnet sich durch Ambivalenz und Unsicherheit aus. Dies verweist auf therapeutische Geduld im Kontext der Unschlüssigkeit und Unentschiedenheit von Partnern: Paartherapeuten sollen einen Rahmen bereitstellen, innerhalb dessen Partner Veränderungen vorsichtig in Betracht ziehen können, ohne den Druck oder die Notwendigkeit problemverändernden Handelns spüren zu müssen. Die Phase der »Kontemplation« verweist auf das Wahren einer veränderungsneutralen Position: Therapeuten passen sich diesem Stadium der Veränderungsbereitschaft an, indem sie mit den Klienten Vor- und Nachteile von Veränderung gleichermaßen erkunden, indem sie mit ihnen darüber reflektieren, welches Ausmaß an Veränderung angemessen und wann ein richtiger Zeitpunkt für Veränderung gegeben wäre bzw. welche Bedingungen hierfür erfüllt sein müssten:

> »Die KlientInnen werden gebeten, sorgfältig alle Risiken zu bedenken, die mit einer Verbesserung einhergehen könnten. Indem sie diese sehr konservative Position gegenüber Fortschritt einnehmen, verschaffen TherapeutInnen den KlientInnen eine Gelegenheit, die Risiken zu erforschen und zum Ausdruck zu bringen, die mit Veränderung verbunden sind« (ebd., S. 300).

Im Kontext der Phase der »Entscheidung« beginnen die Partner, Ziele und Veränderungsstrategien näher zu identifizieren; sie lässt sich auch als Phase der »Vorsätze« denken (vgl. Prochaska 2001, S. 256) – Partner realisieren hier gedankliche Probehandlungen und evaluieren ihre Auswirkungen. Therapeuten sollen in diesem Zusammenhang die Partner dabei unterstützen, Ziele zu präzisieren, Veränderungsstrategien zu entwickeln und zu evaluieren sowie mit Veränderung assoziierte Ressourcen zu fokussieren.

Im Kontext des »Handlungsstadiums« verwirklichen die Partner die von ihnen erwünschten Veränderungen; Therapeuten können in diesem Zusammenhang als anteilnehmende Zeugen der Veränderungsprozesse fungieren und die Partner dabei unterstützen, ihre Problemlösungsstrategien zu modifizieren und feiner abzustimmen.

Im Stadium der »Aufrechterhaltung« steht die Konsolidierung erreichter Veränderungen im Zentrum des Therapiedialoges. Therapiesysteme können hier Kontexte, Möglichkeiten und Strategien der Aufrechterhaltung von Lösungen fokussieren und mögliche destabilisierende Lebensereignisse oder -kontexte wie auch destabilisierende Strategien von Klienten vorwegnehmen, »Vorfälle« von »Rückfällen« unterscheiden und in diesen Zusammenhängen präventive oder restabilisierende Strategien von Partnern erkunden.

De Shazers wie Prochaskas Phasenmodell der »Veränderungsbereitschaft« legt eine Abfolge einzelner Motivlagen bzw. Stadien nahe, die der Komplexität therapeutischer Wirklichkeit nur partiell entspricht: Motivationale Bereitschaften von Partnern divergieren im Kontext unterschiedlicher Therapiethemen und können sich im Verlauf einer Therapie mehrfach wandeln.

Die Bedeutung von de Shazers wie auch Prochaskas Unterscheidung von Motivlagen liegt unter anderem darin, dass sie eine alltagssprachliche Dichotomie des Erzählens rund um »Motivation« von Partnern, welches sie als entweder »motiviert« oder »unmotiviert« denkt und so die Komplexität von Motivlandschaften von Klienten extrem reduziert, überwindet. Es gibt im Rahmen von Therapie keine nichtmotivierten Partner: Partner unterscheiden sich allerdings darin, wozu sie in einem gegebenen Kontext und Zeitpunkt in welchem Ausmaß motiviert sind. Die Zuschreibung von Nichtmotiviertheit verweist darauf, dass Therapeuten motivationale Orientierungen ihrer Klienten unzureichend unterscheiden, bzw. darauf, dass die Motivation als unmotiviert gedachter Partner nicht zu den Zielen und Erwartungen von Therapeuten passt. Es sind die Therapeuten, die ihre Ziele und Erwartungen verändern müssen, nicht die Partner.

Eine Differenzierung von Klientenmotivlagen ist zudem dazu geeignet, die Dialektik unterschiedlicher Haltungen im Kontext systemischer Paartherapie – jene von Lösungsorientierung einerseits, Veränderungsneutralität andererseits – aufzulösen. Jede dieser beiden Orientierungen hat ihre Qualität: Erstere im Kontext jener Motivlagen, welche sich als »Kundenschaft« denken bzw. der Phase der »Entscheidung«, des »Handelns« bzw. der »Aufrechterhaltung« zurechnen lassen, Zweitere im Kontext von »Besuch« und »Klage« bzw. der »Präkontemplations-« bzw. der »Kontemplationsphase«.

Im Kontext der Klärung motivationaler Bereitschaften können Partner unter anderem gebeten werden, ihre Bereitschaft, selbst zu einer Verbesserung der Beziehung beizutragen, auf einer Skala von 1 (niedrige Bereitschaft) bis 10 (hohe Bereitschaft) einzuschätzen. Vor dem Hintergrund geringer Veränderungsbereitschaft lässt sich über ihre möglichen Implikationen reden; vor diesem Hintergrund lässt sich auch untersuchen, welche Schritte Partner unternehmen können, um die eigene Veränderungsbereitschaft und die Veränderungsbereitschaft des Partners zu fördern oder zu stärken.

Wirksame Paartherapie bezeichnet im Kontext unterschiedlicher *motivational states* für Partner wie Therapeuten jeweils anderes: Regt ein therapeutischer Dialog den Übergang eines Partners von »Präkontemplation« zu »Kontemplation« an, bedeutet dies zwar keine Verbesserung einer Paarproblematik, dennoch leistet das Therapiegespräch eine wesentliche Klärung, die in ihrer Wertigkeit problemauflösenden Veränderungen durchaus gleichzusetzen ist.

Problembeschreibung

Die Phase der Problembeschreibung dient der Erkundung jener Problemthematiken, welche die Inanspruchnahme von Paartherapie begründen. In diesem Zusammenhang zielt das Erstgespräch auf eine Präzisierung der individuellen und/oder gemeinsamen Problemschilderungen (und damit auf eine Bestimmung der Form, Häufigkeit, Intensität, Dauer, Bedeutung und Auswirkung der Probleme), andererseits auf deren Konsensualisierung – sei es in der Art, dass individuelle Thematiken durch zirkuläre Verwebung als (unterschiedliche) Aspekte eines gemeinsamen Problems erscheinen, sei es, dass individuelle Thematiken im Sinne einer gemeinsamen, übergeordneten (Kommunikations-)Thematik abstrahiert werden, sei es, dass eine gemeinsame Prioritätenliste konstruiert wird.

Problemkontextualisierung

In der Phase der Problemkontextualisierung wird die Einbettung der seitens eines Paares beschriebenen Problemthematiken in situative, lebensphasische und/oder paarbiografische Zusammenhänge erkundet – ein hierbei hilfreiches Ordnungsinstrument stellt die von Schiepek (1991) entwickelte »ideografische Systemmodellierung« dar.

Eine umfassende Problemkontextualisierung hat zweifachen Nutzen: Sie birgt eine orientierende Funktion in sich – sie ermöglicht Therapeuten wie Partnern ein erweitertes Verstehen rund um partnerschaftliches Unglück; und sie veranschaulicht, welche Kontexte bzw. Zusammenhänge als Kristallisationskerne therapeutischer Änderungsanregungen dienen können, die in Folgegesprächen zum Sinnthema werden können.

Zielklärung

Die Klärung von Therapiezielen ist ein zentraler Bestandteil paartherapeutischer Erstgespräche. Ziele geben Auskunft darüber, was erreicht werden soll und was als Kriterium hilfreicher Paartherapie dienen kann. Ziele kreieren gemeinsam mit gegebenen Problembeschreibungen die übergeordnete Leitdifferenz einer Therapie, die letztlich als Richtschnur aller therapeutischen Kommunikationsbeiträge fungiert. Ziele schaffen motivationale Attraktoren, auf die sich die Partner gemeinsam hinbewegen. Die Klärung und Konkretisierung von Zielen ist zudem eine erste Einübung von Veränderung, insofern seitens der Partner erwünschte FDV-Muster imaginiert und beschrieben werden.

Therapieziele von Partnern sind zu Beginn häufig auf eine Veränderung des jeweils anderen ausgerichtet – damit transportieren sie die explizite oder implizite Zuschreibung, der jeweils andere sei jener, der das gemeinsame Unglück verursache; und damit wiederum transportieren sie (wechselseitige) Veränderungsansprüche, was zumeist einem »Mehr desselben«, nämlich einem Mehr an alltäglicher Kommunikation, entspricht.

Nach Seligman (1995, p. 973) besteht ein enger Zusammenhang zwischen aktiver bzw. eher passiver Erwartung von Klienten an Therapie und wahrgenommenem Therapieerfolg. Jene Klienten, die ihre Erwartungen nach Abschluss einer Therapie als nicht erfüllt betrachten, sind vor allem die, welche an Therapie »passive Erwartungen« etwa in Form der Erwartung von Veränderung seitens anderer Mitglieder des Therapiesystems stellen. In analoger Weise belegt eine Studie von Reiter-Theil et al. (1985, S. 166), dass eine Verbesserung der Paarbeziehung von den Partnern vor allem als Folge eigenen Einsatzes bzw. der gemeinsamen Bemühung gedacht wird: »77 % der befragten Klienten waren der Meinung, sie hätten durch ihre Mitarbeit im Beratungsprozess zu einer Veränderung ihrer Lebenssituation beigetragen«; dies verweist auf einen »hochsignifikanten Zusammenhang zwischen dem Erleben eigenen Einsatzes in der Beratung und der Beurteilung der Veränderungen«.

»Gute Ziele« in der Paartherapie sind solche, die in Verbindung mit einer ersehnten Verbesserung gemeinsamen Lebens von Partnern stehen, die von Partnern beeinflussbare Veränderungen eigenen Fühlens, Denkens und Verhaltens fokussieren, die konkret und kleinräumig sind, die den realistischen Möglichkeiten von Partner entsprechen und die frei von Ambivalenz sind.

Therapieziele sind keine einfach abrufbaren Erwartungen und Hoffnungen von Klienten: Sie sind das Ergebnis gemeinsamer Konstruktion im Erstgespräch, und sie wandeln sich unter Umständen im Fortlauf einer Therapie.

Ein junges Paar suchte die Paartherapie auf, nachdem sich das Verhältnis der Partner seit dem Jobverlust des Mannes stark verschlechtert hatte. Die Partner beschrieben eine dominante Atmosphäre der Feindseligkeit, die mit einer vollständigen Abwesenheit von Zärtlichkeit und Erotik einherging und unter welcher beide litten.

Vor dem Hintergrund seines Jobverlusts hatten beide entschieden, dass der Mann zu Hause bei der gemeinsamen Tochter bleiben und die Frau arbeiten gehen würde – eine Arbeitsteilung, die all ihren Träumen widersprach. Insbesondere die Frau hatte sich darauf gefreut, nach der Geburt der Tochter mehrere Jahre zu Hause zu bleiben und die gemeinsame Zeit mit ihr »auszukosten«, was ihr zudem eine Pause von ihrer anstrengenden Berufstätigkeit ermöglicht hätte. Er seinerseits hatte vorgehabt, seine berufliche Karriere voranzutreiben, in die er viel an Zeit und Kraft investiert hatte. Seine Kündigung und die Schwierigkeit, einen neuen, ihm angemessenen Job zu finden, hatten all ihre Pläne durchkreuzt.

In ihrer Enttäuschung hielt die Frau ihm sein berufliches Scheitern und seine mangelnde Bereitschaft und Fähigkeit, eine neue Arbeit zu finden, ständig vor. Sie kritisierte ihn zudem, wenn er von der Mühsal seines Alltags zu Hause – im Haushalt, bei der Betreuung der Tochter – erzählte, während er umgekehrt ihre Kontrollbemühungen und ihren »Perfektionismus« beklagte und ihr zum Vorwurf machte.

Im Erstgespräch gelang es nach und nach, dass die Partner die Ebene der Klage und Beschuldigung verließen und erste selbstbezügliche Therapieziele formulierten: So wollte der Mann die Therapie dazu nutzen, gelassener zu werden und ihrer Kritik mit mehr Verständnis zu begegnen, um die »Schraube der Eskalation nicht weiterzudrehen«. Die Frau formulierte als Therapieziel, dass sie zu einem »anderen Umgangston« ihm gegenüber finden wolle – sie wolle lernen, ihm respektvoller und weitherziger zu begegnen. Vor diesem Hintergrund vereinbarten wir eine erste Serie von fünf Paargesprächen.

In den anschließenden Gesprächen standen folgende Kernpunkte im Mittelpunkt: die Unterbrechung ihrer eskalierenden Streitdiskurse; der Aufbau einer »positiven Diskussionskultur«, die es ermöglichen sollte, Kompromisse im Hinblick auf die Betreuung der Tochter und der Haushaltsarbeit zu finden; die Entwicklung jeweils autonomer Strategien mit dem Ziel, anfallenden Stress zu bewältigen, statt ihn aneinander zu »entsorgen«; sowie die Aushandlung eines »Nichteinmischungsvertrags« rund um seine Bemühungen, Arbeit zu finden.

Im sechsten Gespräch kam es zu einer Evaluation der zwischenzeitlichen Veränderungen: Beide Partner beschrieben, dass sich die Feindseligkeit in ihrer Beziehung um etwa die Hälfte reduziert habe. Sie waren ihren individuellen Zielen deutlich nähergekommen. Das Stressniveau hatte sich gesenkt – so beschrieb die Frau, dass sie wieder besser schlafen und leichter ihrer Arbeit nachgehen konnte.

Vor diesem Hintergrund wendeten wir uns der Frage zu, ob ein weiterer Therapiebedarf bestehe, was beide eindeutig bejahten.

Worin genau bestand ihr Wunsch? Hier formulierte die Frau Überraschendes: Sie habe in letzter Zeit mehr und mehr daran gedacht, ob sie ihren Traum, bei ihrer Tochter zu Hause zu bleiben, wie auch den damit zusammenhängenden Vorwurf gegenüber dem Mann nicht »loslassen« wolle. Sie hatte ein neues Therapieziel entwickelt, das darin bestand, mit der gegebenen Lebenssituation Frieden zu schließen und sie akzeptieren zu können.

Kontraktentwicklung

Die Phase der Kontraktentwicklung umfasst die Auftragsklärung und die Klärung der weiteren Zusammenarbeit.

Im Kontext von Paartherapie lassen sich drei Arten von Aufträgen unterscheiden: ein Klärungsauftrag hinsichtlich der Fortsetzung der Beziehung, ein sogenannter Aufarbeitungs- sowie ein Veränderungsauftrag.

Klärungsauftrag

Viele Partner, die in Therapie kommen, stehen vor der Frage, ob es noch Sinn hat, ihre Beziehung aufrechtzuerhalten und/oder in sie zu investieren.

Die Ungewissheit seitens eines Partners, ob er die Beziehung fortsetzen will, ist meiner Erfahrung nach keine Thematik, die im Rahmen von Paartherapie sinnvoll gelöst werden kann – sie kann in anderen Kontexten (etwa in einer Einzeltherapie) leichter eine Antwort finden.

Ist ein Partner unsicher bzw. unentschieden, ob er eine Fortführung der Beziehung möchte, stellt dies eine Barriere für die Konstruktion eines gemeinsamen Therapieziels und zugleich eine labilisierende Bedingung für eine mögliche Wiederannäherung der Partner dar.

An die Stelle von Paartherapie kann hier ein ein- oder zweimaliges paartherapeutisches Klärungsgespräch treten. Es zielt auf ein Verstehen der Zusammenhänge, in welche die Ungewissheit und Unentschiedenheit des betreffenden Partners eingebettet ist; es fokussiert die Frage, wie einerseits der unentschiedene Partner zu einer Entscheidung finden kann und andererseits jener Partner, der eine Fortsetzung der Beziehung will, diesen Such- und Entscheidungsvorgang zu ertragen vermag.

Hierbei hilfreiche Fragen sind: Wie viel Zeit kann dieser Klärungsvorgang beanspruchen? Welches ist der Zeitrahmen, der einerseits erwünscht oder notwendig, andererseits erträglich ist? Welcher Zeitrahmen überspannt die Geduld oder die Kräfte eines Partners? Wie soll sich gemeinsames oder räumlich getrenntes Leben der Partner in diesem Zeitrahmen gestalten? Wie viel an Kontakt und wie viel an Abstand soll gewahrt werden? Wie können Partner in dieser Zeit gemeinsame Aufgaben – die Betreuung ihrer Kinder, ökonomische und finanzielle Aufgaben – gestalten? Sollten der Such- und Entscheidungsprozess des unentschiedenen Partners und/oder die Erfahrung des Partners, der auf diese Entscheidung wartet, Gegenstand gemeinsamer Gespräche beider sein? Kann eine eventuell gegebene Außenbeziehung des unentschiedenen Partners in diesem Zeitraum aufrechterhalten werden, oder erschwert sie ernsthafte Klärungsbemühungen? Was kann den Partner, der auf Klärung wartet, in dieser Zeit unterstützen? Was kann dem unentschiedenen Partner in seinem Suchvorgang hilfreich sein? Wie und in welchem Rahmen kann eine Mitteilung über seine Entscheidung stattfinden?

Erkunden lässt sich in diesem Zusammenhang auch, ob und wie diese Phase der Ungewissheit wichtigen sozialen anderen gegenüber veröffentlicht wird. Welche Information erhalten die Kinder über ihre Gegenwart und Zukunft? Wie begegnen die Partner möglichen Interventionen sozialer anderer?

Partnerschaftliche Klärungsgespräche können unterschiedliche Ausgänge nehmen: In vielen Fällen bleibt es bei einem ein- oder zweimaligen Gespräch; zuweilen gehen sie – wenn eine Entscheidung zugunsten der Fortführung der gemeinsamen Beziehung getroffen wurde – in eine Paartherapie über; zuweilen münden sie in eine paartherapeutische Begleitung der Trennung des Paares bzw. in eine Mediation.

Aufarbeitungsauftrag

Ein häufig an Paartherapeuten gerichteter Auftrag ist jener der »Aufarbeitung« von gemeinsamer Vergangenheit.

Dieser Art von Auftrag liegt Unterschiedliches zugrunde: die Annahme eines Partners oder beider Partner, eine aktuelle Problemlösung bedürfe, damit sie nachhaltig ist, einer Auseinandersetzung mit Fehlern und Schuld, die aus der Vergangenheit in die Gegenwart hereinragen; die Erfahrung, dass im Kontext der Paarbiografie Unabgeschlossenes die Gegenwart überschattet; der Eindruck, dass sich Vergangenes in dieser Gegenwart wiederholt; ein Bedarf an Verstehen bzw. an der Herstellung von Kohärenz u. a.

So nachvollziehbar dieses Anliegen ist, so sehr setzt eine produktive Form der Aufarbeitung die Stabilität einer Paarbeziehung in der Gegenwart voraus. Nur wenn diese Gegenwart sicher und wertschätzend gestaltet ist, verfügen Paare über jenen Rahmen, der sicherstellt, dass eine vergangenheitsbezogene Klärung bzw. Auseinandersetzung nicht die Gegenwart und Zukunft in destruktiver Weise infrage stellt.

Veränderungsauftrag

Paartherapie ist im guten Fall ein gemeinsames Projekt, bei dem zwei Partner und ein Therapeut zusammenarbeiten, um auf die Beziehung der Partner abgestimmte individuelle Problem-Lösungs-Übergänge anzuregen und zu bahnen.

Jenseits funktionaler Aspekte – jenseits gemeinsamer Elternschaft, ökonomischer Ressourcenverwaltung, wechselseitiger Bedarfsdeckung u. a. – sind Paarbeziehungen im guten Fall hilfreiche Entwicklungskontexte, innerhalb deren Partner zu jenen Frauen und Männern werden können, die sie werden möchten. Paarbeziehungen sind zentrale Lernkontexte erwachsener Entwicklung.

Wie andere Lern- und Entwicklungsvorgänge impliziert dies nicht nur positive oder beglückende Erfahrungen, sondern auch Frustration, Scheitern, Versagen und Schmerz.

Krisen in Paarbeziehungen sind vielfach Teil einer Erfahrung und Erzählung der »Progression«: Sie können Gelegenheiten sein, mithilfe des Partners persönlich zu wachsen. So kann es in einer Paartherapie sein, dass der jeweils andere Partner nicht als »gegnerisches Gegenüber«, sondern als Unterstützungs- und Ressourcenperson fungiert, die dabei hilft, der zu werden, der man sein kann.

Der paartherapeutische Inhaltskontrakt enthält eine Zusammenfassung und Priorisierung beschriebener Themenstellungen, Ziele und therapeutischen Fokussierungspunkte (vgl. Bauriedl 2002, S. 94).

Der Rahmenkontrakt umschließt die zwischen den Partnern und dem Therapeuten getroffenen Vereinbarungen hinsichtlich der Dauer und Frequenz der Therapie.

In aller Regel erweist sich ein zeitlich begrenzter Therapierahmen als hilfreich.[22] Retzer (2004, S. 100) hebt in diesem Zusammenhang die Bedeutung ausreichender Zwischenräume zwischen einzelnen Therapiesitzungen hervor, in deren Kontext die in den Therapiegesprächen angeregten Veränderungen durch die Partner vertieft bzw. »in vivo« praktiziert werden sollten.

---

22 Gemäß den Ergebnissen der *Beratungsbegleitenden Forschung* von Klann und Hahlweg (1994) liegt der Median von Paartherapie bei 13 Therapiesitzungen – eine Zahl, die auch den Ergebnissen anderer Studien entspricht.

Eine vorläufige, unter Umständen auch wiederholte Begrenzung der Sitzungszahl lässt sich mit Schwertl (2011, S. 33) auch als »Prophylaxe« hinsichtlich der Gefahr lesen, dass »PaartherapeutInnen als dauerhaft verfügbares Bordmittel zur Problemlösung angesehen und fest etabliert« werden. Therapiepragmatisch bewährt sich eine Sitzungsdauer von eineinhalb bis zwei Stunden.

Weitere Aspekte des Rahmenkontrakts können den Umgang mit gewalttätiger Eskalation, die Grenzziehung gegenüber wichtigen sozialen Anderen, den Umgang mit einer gegebenen Außenbeziehung eines Partners oder anderes betreffen.

Stundenabschluss

Der Stundenabschluss dient zum einen der Evaluation des Erstgesprächs: Wie geht es beiden Partnern am Ende des Gesprächs? Welche Erfahrungen, Ideen und Anregungen nehmen sie mit? Was hat sie an sich selbst bzw. aneinander positiv überrascht?

Er ist zum anderen eine zentrale Möglichkeit für Therapeuten, die Erfahrung der Not der Partner, aber auch ihre Bereitschaft zu Auseinandersetzung und Veränderung zu würdigen und ihnen ressourcenorientiertes Feedback zu geben. Zudem stellt der Stundenabschluss die passende Gelegenheit für die Anregung einer Hausaufgabe dar, mit deren Hilfe Partner im Erstgespräch angeregte Lernerfahrungen in ihren Alltag transferieren und sie so vertiefen und verankern können.

In manchen Erstgesprächen ist es Partnern nicht möglich, gemeinsame Ziele sowie individuelle, im jeweils eigenen Einfluss liegende Veränderungsziele zu konstruieren. Viele Paare haben zudem schon mehrere Therapieversuche hinter sich – sei es in Form von Einzeltherapien, die der Beziehungsthematik gewidmet waren, sei es in Form von Paartherapien.

Geringe bzw. fehlende selbstbezügliche Veränderungsmotivation wie auch unbefriedigend verlaufene frühere Therapien stellen negative Prädiktoren für eine weiterführende Paartherapie dar. In diesen Kontexten ist es oft hilfreich, wenn Therapeuten ihre Skepsis in Bezug auf die Effektivität weiterer Therapiegespräche zum Ausdruck bringen und die Gründe dieser Skepsis den Partnern gegenüber explizieren.

Paartherapie verlangt Partnern Anstrengung, Auseinandersetzung, Zeit und Geld ab – und diese sollten nur investiert werden, wenn es berechtigte Hoffnungen darauf gibt, dass sich ihre Investition auch lohnt. In diesem Zusammenhang kann es nützlich sein, wenn Therapeuten den Partnern eine »Schwellenaufgabe« stellen, die ihnen helfen kann zu entscheiden, ob sie die Paartherapie tatsächlich auf sich nehmen wollen.

Diese Schwellenaufgabe entspricht in aller Regel einem Quidproquo: Ist es etwa die größte Wunde eines Partners, dass der andere partnerschaftliche Probleme mit für ihn wichtigen sozialen anderen bespricht und dabei den Partner beschuldigt, bloßstellt, abwertet usf., so kann die Schwellenaufgabe darin bestehen, dass er sich zu einer Unterlassung verpflichtet.

Ist es die größte Wunde eines Partners, dass etwa Erziehungspflichten ungerecht verteilt sind und er sie allein tragen muss, kann die Schwelle in der Herstellung ausreichender Gerechtigkeitsbalance zwischen den Partnern bestehen.

Das Bewältigen einer solchen Schwellenaufgabe ist ein zweifaches Signal: Es bekundet individuelle Veränderungsbereitschaft, und es bekundet Bereitschaft zur positiven Kooperation mit dem Therapeuten.

Schwellenaufgaben beziehen sich auf gegebene Limitationen, die den Veränderungsbemühungen eines Therapiesystems zentral entgegenstehen. Werden die betreffenden Schwellen überschritten, so ist dies ein positives Vorzeichen für weitere erwünschte Veränderungen. Werden sie nicht überschritten, ermöglicht dies Partnern unter Umständen, sich mit Gegebenem zu arrangieren (statt weiter auf eine Veränderung des anderen zu hoffen oder sie einzufordern) oder sich für eine Auflösung der Beziehung zu entscheiden und auf diese Weise ihren Leidenszustand zu beenden.

Ist die Fortsetzung einer Paartherapie an eine solche Schwellenaufgabe gebunden, so ist es sinnvoll, ihre Realisierung zeitlich einzugrenzen – erfahrungsgemäß stellt ein Zeitlimit von vier Wochen einen bei vielen Thematiken passenden Rahmen dar. Partner sollten sich nach Ablauf dieses Zeitraums bzw. nach der Klärung, ob eine gegebene Schwelle überschritten wird oder nicht, mit dem Therapeuten in Kontakt setzen und im Fall der Überschreitung den nächsten Therapietermin vereinbaren. Im Fall der Nichtüberschreitung ist aller Wahrscheinlichkeit nach Therapie nicht das Mittel der Wahl, dessen die Partner im Kontext ihres Unglücks bedürfen: Dann lässt sich über Alternativen zur Therapie reden, die sich als hilfreich erweisen könnten.

Verwirklichung des Paartherapiesystems

In der Phase der Verwirklichung des Paartherapiesystems stehen einerseits die Aufrechterhaltung und Vertiefung der Therapiebeziehung, andererseits die Anregung und Bahnung erwünschter Lernvorgänge der Partner im Mittelpunkt der Therapie.

Gleich dem Erstgespräch können Folgegespräche einer aus sechs Schritten bestehenden Choreografie folgen: Auf eine Eingangsphase des Wiederanschließens und der Retrospektion folgen die Klärung der jeweiligen Stundenthematik und des Stundenziels, eine Problemaktualisierung, die Einführung von zielbezogenen Unterschieden, eine Lösungsaktualisierung sowie ein Stundenabschluss. Diese Choreografie entspricht der Annahme von Tallman und Bohart (2001, S. 113), dass

> »Problemlösen einen fortlaufenden Prozess aufeinanderfolgender Annäherungen dar(stellt) [...]. KlientInnen denken im Alltag über ihre Probleme nach, wie es ihre TherapeutInnen auch tun: Sie finden heraus, was passiert, ziehen Alternativen in Betracht, sichten gemachte Erfahrung, erzeugen mögliche Lösungen, stellen sich vor, welche alternativen Konsequenzen es hätte, wenn sie dem einen oder anderen Pfad folgen würden«.

Im Kontext langsamer Paartherapie richten sich Folgegespräche nach einer Maxime, die als »ein Fokus pro Therapiestunde/ein (zumindest kleiner) Unterschied pro Therapiestunde« definiert ist (vgl. Grossmann 2009a).

Anschluss und Retrospektion

In der Anfangsphase des paartherapeutischen Folgegesprächs werden das aktuelle Befinden der Partner sowie »Nachgedanken« zur letzten Therapiesitzung erfragt; der Therapeut erkundet zwischenzeitliche Veränderungen und reflektiert gemeinsam mit den Partnern deren Erfahrungen im Kontext der Empfehlungen, die im vorausgegangenen Gespräch mitgegeben wurden.

Klärung des Stundenthemas und -ziels

Ein zentraler Teil des Set-ups eines Folgegesprächs ist die Klärung jener Thematik, die in der Therapiesitzung Gegenstand des Dialogs sein sollte. Das Stundenthema kann sich aus von den Partnern »mitgebrachten« thematischen Anliegen, aus zwischenzeitlichen Erfahrungen eines Paares, aus Themen, die sich im Rahmen der

»Problemkontextualisierung« des Erstgesprächs als mit der zentralen Problemthematik verbunden erwiesen haben, sowie aus im Verlauf vorheriger Therapiesitzungen nicht vertieften Thematiken ergeben.

Welcher Quelle die zentrale Stundenthematik auch immer entspringt – sie muss zwischen den Partnern bzw. dem Paar und dem Therapeuten konsensualisiert werden.

In analoger Weise gilt dies für das Stundenziel: Nur wenn deutlich ist, in welche Richtung eine Verwandlung weisen soll, können Therapeuten hierfür hilfreiche Anregungen geben.

Problemaktualisierung

In dieser Phase des Folgegesprächs wird das Stundenthema seitens der Partner entweder verbal beschrieben oder in symbolischer Weise – durch Darstellung auf einem Systembrett, durch das Legen einer Zeitlinie u. a. – repräsentiert; in diesem Zusammenhang wird auch seine (negative) Bedeutung für das Leben der Partner erkundet.

Eine Problemaktualisierung dient mehrfachen Zielsetzungen: Sie stärkt das therapeutische Bündnis und bietet eine Erfahrung des Erzählenkönnens und Gehörtwerdens; sie gewährleistet ein von den Partnern wie auch vom Therapeuten geteiltes Verständnis; sie liefert Hinweise auf mögliche Ansatzpunkte für eine spätere Anregung von Problem-Lösungs-Übergängen; sie stellt sicher, dass die Problemthematik affektiv »aufgeladen« ist, was zur Folge hat, dass auch die nachfolgende Lösungsentwicklung in berührender Weise erfolgt:

> »Dies kann handelnd [...] oder kognitiv [...] geschehen [...]. Nur während ein Schema wirklich aktiviert ist, kann der gewohnte Ablauf unterbrochen und in eine neue Richtung gelenkt werden. Ob in der Therapie ein bestimmtes Schema tatsächlich aktiviert ist, erkennt man am besten daran, ob in diesem Augenblick die dem Schema entsprechenden Emotionen erlebt werden [...]. Es kommt für eine wirksame Therapie also vor allem darauf an, Situationen herzustellen, in denen die problemrelevanten Schemata regulierenden Einfluss auf das Erleben und Verhalten des Patienten bekommen, um in diesem Funktionszustand in die ablaufende Aktivität des problematischen Schemas eingreifen zu können« (Grawe et al. 1994, S. 767).

Einführung von Unterschieden

In diesem Abschnitt des Folgegesprächs greift der Therapeut zielbezogene Veränderungsimpulse der Partner auf oder regt sie in Form von Interventionen an.

Interventives Handeln entfaltet sich in einer Choreografie der »Unterschiedserzeugung«, die sich als Schrittfolge der »Einführung und Passung«, der »Vertiefung« und der »Verankerung« von Unterschieden lesen lässt (vgl. Grossmann 2007, S. 64).

Mikroarchitektonisch verwirklicht sich die Einführung und Passung von Unterschieden in Vorgängen des Markierens und des Bezeugens sowie der sozialen Vernetzung eingeführter Unterschiede – als wichtigster Zeuge eines Unterschieds fungiert der mit anwesende Partner.

Prozesse der Vertiefung realisieren sich in Vorgängen des Konkretisierens, Kontextualisierens, Multimodalisierens, Historisierens, Futurisierens, Internalisierens und Ökologisierens (vgl. Grossmann u. Russinger 2011, S. 72).

> »Je plastischer und attraktiver entsprechende Antizipationen erlebt werden, umso mehr Sogwirkung entfalten sie auf Prozesse der Neuorganisation« (Schiepek 1999, S. 161).

Eine Verankerung von Unterschieden geschieht unter anderem in Vorgängen des Symbolisierens und Metaphorisierens.

Lösungsaktualisierung

In der Phase der Lösungsaktualisierung werden von den Partnern generierte Unterschiede nach Möglichkeit etwa vermittels Skulpturierung, durch eine Tranceübung u. a. eng mit ihrem Erleben und Empfinden assoziiert. Gute Unterschiede sind jene, die sich zugleich im erzählten wie auch im erlebten und gelebten Leben von Partnern im Hier und Jetzt des Therapiedialogs widerspiegeln.

Stundenabschluss

Analog zum Erstgespräch endet ein paartherapeutisches Folgegespräch mit einem Kommentar der Partner und/oder des Therapeuten; daran schließt eine therapeutische Hausaufgabe an.

Die Auflösung des Paartherapiesystems

Im Mittelpunkt der Auflösung des Paartherapiesystems stehen die Auflösung der therapeutischen Beziehung und die Absicherung erzielter Veränderung.

In Analogie zu paartherapeutischen Erst- und Folgegesprächen erweist sich in Abschlussgesprächen eine aus sechs Schritten bestehende Choreografie als sinnvoll: Auf eine Eingangsphase des Anschlusses und der Retrospektion folgt die Festlegung des Stundenthemas (Evaluation der Therapie). Weitere Schritte sind die der Therapieevaluation, der Rekonstruktion der Veränderungsbeiträge, des Ausblicks sowie der Verabschiedung.

Anschluss und Retrospektion

Analog zu paartherapeutischen Folgegesprächen werden in der Anfangsphase eines Abschlussgesprächs das aktuelle Befinden der Partner sowie »Nachgedanken« zum letzten stattgefundenen Therapiegespräch erfragt; der Therapeut erkundet zwischenzeitliche Erfahrungen und Veränderungen sowie Auswirkungen im Zusammenhang mit den mitgegebenen Anregungen und Empfehlungen.

Festlegung des Stundenthemas »Evaluierung«

Es ist sinnvoll, das vereinbarte Ende einer Paartherapie in Gesprächen, die dem Abschlussgespräch vorausgehen, wiederholt zu thematisieren. Im abschließenden Gespräch sollen nach Möglichkeit keine neuen Sinnthemen mehr aufgegriffen werden – es soll zur Gänze der Evaluation der Therapie und dem Ausblick auf die weitere Zukunft des Paares dienen.

Evaluierung

Im Kontext der Evaluierung werden die ursprünglichen Themenstellungen und Zielsetzungen der Partner rekonstruiert und in Relation zu ihrer Erfahrung gesetzt: Welche (beabsichtigten wie unbeabsichtigten) Veränderungen sind den Partnern gelungen? Woran sind diese für sie selbst, für den Partner wie auch für wichtige soziale andere erkennbar? Mit welchen Auswirkungen sind sie verbunden? Welche erwünschten Veränderungen wurden nicht oder nur zum Teil realisiert?

Rekonstruktion der Veränderungsbeiträge

In einem weiteren Schritt lassen sich die für gegebene Veränderungen hilfreichen Beiträge beider Partner rekonstruieren: Worin bestanden sie? Mit welchen Fähigkeiten und Stärken der Partner waren sie verbunden?

In diesem Zusammenhang können auch wichtige Beiträge sozialer anderer zur Weiterentwicklung der Beziehung der Partner gewürdigt werden. Zudem ermöglicht dies die Reflexion darüber, welche Veränderungsbeiträge des Therapeuten sich für das Paar als nützlich erwiesen haben.

Ausblick

Im Kontext des Ausblicks lässt sich die mögliche positive Weiterentwicklung der Paarbeziehung bzw. der Partner vorwegnehmen: Auf welche Zukunft steuern sie im guten Fall zu? Was wird ihnen helfen, gegebene Veränderung zu bewahren und erhoffte weitere Veränderung zu realisieren?

Ausblick kann auch Kritisches – Rück- oder Vorfälle, bei denen Partner Traditionen negativer Reziprozität erneut aufgreifen – zum Gegenstand haben. Hier lässt sich etwa erkunden, welche Stressoren den guten Weg eines Paares erschüttern könnten; und hier lässt sich auch darüber nachdenken, welche FDV-Muster der Partner mit hoher Wahrscheinlichkeit zu einer erneuten Eskalation oder zu leidvoller Distanzierung führen würden.

Am Ende einer hilfreichen Paartherapie sind die Partner zumeist in der Lage, Gefahrenzeichen früh zu registrieren und kompetent auf diese Zeichen zu reagieren – sei es dadurch, dass sie zu Eskalation oder Distanzierung führende Dialoge und Handlungen unterbrechen, eine kritische Thematik entschärfen, sie vorübergehend zur Seite stellen, sei es, dass sie sich bessere Rahmenbedingungen für eine Klärung und Auflösung negativer partnerschaftlicher Dynamik schaffen.

Verabschiedung

Mit dem Abschlussgespräch lösen sich Partner wie Therapeut aus den für sie gegebenen Rollen: Sie beenden die »Mitgliedschaft« im Therapiesystem (vgl. Ludewig 1988).

Die für Abschlussgespräche dargestellte Choreografie eignet sich in leicht abgewandelter Form auch für zwischenevaluierende Gespräche.

Teil III: Wege der Verwandlung

7 Problem-Lösungs-Übergänge

Just before our love got lost you said
›I am as constant as a northern star‹
And I said ›Constant in the darkness
Where's that at?
If you want me I'll be in the bar.‹
Joni Mitchell, »A Case Of You«

Ein Paar nahm Therapie vor dem Hintergrund zunehmender Entfremdung in Anspruch: Die Partner gingen ihre eigenen Wege, sie lebten ohne Intimität, pflegten kurze Affären und hielten ihre Ehe vor allem der gemeinsamen Kinder wegen aufrecht. Das Gespräch suchten sie aufgrund der Empfehlung eines befreundeten Paares – ihre Erwartungen an die Therapie waren gering, einerseits weil ihr Unglück ein begrenztes war, andererseits weil eine längere vorhergehende Paartherapie sich nicht als hilfreich erwiesen hatte.

Im Erstgespräch redeten wir über ihr voneinander entfremdetes Leben: Wie zeigte es sich? Was hatte zu seiner Entstehung und Aufrechterhaltung beigetragen? Am Ende lud ich sie zu einem »zweiten Erstgespräch« ein – ich war nicht sicher, ob ich ihnen helfen konnte. Als Hausaufgabe bat ich sie, sich beim Durchschauen von Fotografien und beim Wiederlesen von Briefen, die aus der Anfangszeit ihrer Beziehung stammten, gemeinsam an den Anfang ihrer Partnerschaft zu erinnern. Ich bat sie, jene Fotografie, welche die Qualität ihrer damaligen Beziehung am prägnantesten abbildete, zum kommenden Gespräch mitzunehmen.

Im zweiten Gespräch wurde im Kontext des Betrachtens und Beschreibens ihrer Fotografie diese Anfangszeit zum vorrangigen Thema: Sie erzählten, dass sie zu Beginn ihrer Partnerschaft »jede freie Minute« miteinander verbracht hatten. Sie waren »Seelenverwandte« gewesen, mit einer gemeinsamen Leidenschaft für Wanderungen und Übernachtungen unter freiem Himmel. Sie waren mit leichtem Gepäck unterwegs gewesen, da sie über kein Auto verfügten; sie erzählten von Berggipfeln, die sie erstiegen hatten, und von Flüssen, die sie entlanggewandert waren. Zum ersten Mal spürte ich, dass bei beiden mehr da war als Resignation und wunschloses Unglück – so schlug ich ihnen am Ende des Dialogs ein Experiment vor.

Ich bat sie, in den kommenden drei Monaten die Hälfte all der in unserem Gespräch genannten Orte, die für die Entstehung ihrer

Partnerschaft wichtig gewesen waren, aufzusuchen. Wie zu Beginn ihrer Beziehung sollten sie ausschließlich zu Fuß, per Fahrrad oder öffentlichem Verkehrsmittel reisen; wie zu Beginn sollten sie mit leichtem Gepäck reisen und, sooft es ging, unter freiem Sternenhimmel nächtigen. Erst nach der Bewältigung dieser Aufgabe würden wir unser Gespräch fortsetzen.

Therapie ist Anregung und Verdichtung erwünschter Lösungen. Eine hierbei zentrale Annahme systemischer Therapie ist jene der Immanenz von Lösungen: Lösungen sind immer bereits gegebene Aspekte eines Problemsystems, die allerdings durch die dominante Fokussierung auf Problemhaftes aus dem Blick der Partner geraten.

Aus der Perspektive langsamer Paartherapie unterliegen Problem-Lösungs-Übergänge spezifischen Prämissen der Autonomie, Kooperation, Langsamkeit, Nichtlinearität, Einfachheit und Konvergenz.

Autonomie

Systeme – Partner als individuelle Systeme, Paare als soziale Systeme – verhalten sich ihrer Umwelt gegenüber in einer je eigenen und ihnen gemäßen autonomen Art und Weise. Sie sind strukturdeterminiert und operational geschlossen: Von Ereignissen einer Außen- oder Umwelt können sie nur angeregt, nie jedoch instruktiv beeinflusst werden.

Systeme verhalten sich ihrer Umwelt – und damit auch dem Paartherapeuten gegenüber – in einer je eigenen Art und Weise:

> »Ein und dasselbe Inputmuster kann ein je nach Systemstruktur und Parametrisierung völlig unterschiedliches Verhalten anregen« (Böse & Schiepek 1994, S. 26).

Somit ist jeder paartherapeutische Kommunikationsbeitrag darauf angewiesen, sich als

> »Ereignis im Bereich der möglichen Perzeptionen des intervenierten Systems darzustellen und als Information in die operativen Kreisläufe dieses Systems eingeschleust zu werden. Die Auswirkung dieser Informationen hängt nicht von den Absichten des Intervenierenden ab, sondern von der Operationsweise und den Regeln der Selbststeuerung des Systems, in das interveniert werden soll« (Willke 1988, S. 49).

Der therapeutische Kommunikationsbeitrag muss seitens der Partner in systemeigene Information übersetzt werden: Er muss auf

> »den Bahnen des Regelwerks der Selbststeuerung dieses Systems prozessiert werden [...]. Um bleibende Veränderungen zu bewirken, müssen die aus diesen Differenzen intern gewonnenen Informationen Veränderungen dieses Regelwerks induzieren, ohne dabei den Zusammenhang des Regelwerkes [...] zu zerstören« (ebd.).

Therapeutisches Intervenieren – so auch Schiepek in Böse und Schiepek (1994, S. 26) – stößt auf

> »Barrieren der Eigengesetzlichkeit selbstreferenzieller psychischer oder sozialer Systeme [...]. Autopoietische Systeme übersetzen Auswirkungen in ihre eigene Prozesslogik, die mit der des intervenierenden Systems nichts zu tun haben muss.«

Paartherapie ist konsequenterweise nur als Eigenleistung eines therapierten Systems verstehbar. Vor diesem Hintergrund lässt sich der Wandel einer Paarbeziehung nur als »Selbständerung« der Partner interpretieren – Paartherapeuten sind im besten Fall »Geburtshelfer« autonomer Problem-Lösungs-Übergänge.

Kooperation

Hilfreiche Paartherapie gründet in der Abstimmung des therapeutischen Vorgehens mit den Themenstellungen, Zielen, Motivationen und Aufträgen von Partnern; und sie gründet in der Kooperation von Therapeuten mit der spezifischen Art und Weise, in der Partner kooperieren.

Kommunikative Beiträge von Therapeuten können im Kontext von Therapiedialogen nur dann wirksam werden, wenn Partner ihnen Relevanz zusprechen. »Relevanz« entfaltet sich am ehesten dort, wo Therapeuten um ausreichendes Verstehen beider Partner bemüht sind, wo sie Wertschätzung und Respekt in Bezug auf beide Partner realisieren.

Langsamkeit

> »Der therapeutische Prozess, unter dem Aspekt des Umgangs mit Zeit betrachtet, ist ein An- und Innehalten: Einen Halt bekommen durch

freundlichen Rückblick und bewertende Betrachtung des zurückgelegten Weges; im Sichten und frischen Erzählen des Vergangenen werden neue Selbstgeschichten entwickelt, die eine lebbare Richtung in die Zukunft weisen« (Brandl-Nebehay 2004, S. 113).

Hilfreiche Paartherapie folgt einer Prämisse der Langsamkeit, Strukturiertheit und Wiederholung: In aller Regel rasch und vielfach automatisiert ablaufende problemassoziierte FDV-Muster von Partnern werden aus einer Außenperspektive reflektiert, in (zirkuläre) Zusammenhänge gebettet, in Bezug auf ihre Funktionalität und ihre Zielentsprechung evaluiert und im Hinblick auf ihre Varianz erkundet.

In analoger Weise werden lösungsassoziierte Muster konkretisiert, verdichtet, assoziativ angereichert und durch Hausaufgaben in den Alltag gemeinsamen Lebens übertragen.

Nichtlinearität

Problem-Lösungs-Übergänge lassen sich als »Lernen« von Partnern denken. Dieses Lernen ist kein linearer Vorgang – es bedarf einer fortwährenden Anstrengung; es bedarf der Geduld und Gelassenheit angesichts immer wieder auftretender Rück- und Vorfälle.

In Paartherapien wechseln Perioden verstärkter Veränderung mit Perioden geringfügiger Veränderung (vgl. Kadera, Lambert a. Andrews 1996, p. 10), wobei sich in aller Regel der Zuwachs an Veränderung mit zunehmender Therapiedauer verringert (vgl. Orlinsky, Grawe a. Parks 1994). Ein »wesentlicher Teil der Besserung [...] tritt in den ersten [...] Wochen einer Behandlung auf« (Snyder, Michael u. Cheavens 2001, S. 198).

Einfachheit

Paartherapeutische Dialoge sollen einer einfachen Logik des Übergangs von Problemen zu Lösungen folgen. In diesem Zusammenhang fungieren paartherapeutische Interventionen als »Transportmittel« bzw. als »wrapping« von Unterschiedsideen (Zeig 1994, pers. Mitt.) – Partner wie Therapeuten generieren im Dialog fortlaufend minimale Unterschiede, welche im Fortgang der therapeutischen Konversation mehr und mehr verdichtet werden.

Die konkrete Form der Intervention ist für das Ergebnis einer Paartherapie von nachrangiger Bedeutung:

> »KlientInnen nutzen das, was jeder Ansatz ihnen bei ihren Problemen bietet, und schneidern dies auf ihre Situation zu. Selbst wenn verschiedene psychotherapeutische Techniken unterschiedliche spezifische Effekte haben, so verwenden KlientInnen diese Effekte individuell für ihre Zwecke« (Tallman u. Bohart 2001, S. 90).[23]

Gute Paartherapie ist bescheidene Therapie – sie fokussiert kleine, im Einfluss beider Partner liegende Ziele. Jede Therapiestunde ist einem thematischen Fokus gewidmet; und jede Therapiestunde birgt im guten Fall zumindest einen kleinen, für die Partner relevanten Unterschied in sich.

Konvergenz

Lösungsentwicklungen folgen ebenso wie Problementwicklungen einem Prinzip der Konvergenz: Sie entstehen auf vielfache Weise bzw. sind Ausdruck und Folge von »multiple keys to solution« (de Shazer 1985, p. 1).

Versteht man mit Tallman und Bohart (2001, S. 112) das Fühlen, Denken und Verhalten von Partnern als »auf systemisch dialoge Weise [...] miteinander verknüpft«, so stellt jedes dieser Elemente einen möglichen Anknüpfungspunkt für Problem-Lösungs-Übergänge dar. Es ist gleichermaßen möglich und hilfreich,

> »zuerst über die eigenen Probleme nach[zu]denken, sie mental [zu] untersuchen und anschließend Hypothesen [zu] formulieren, um sie verhaltensmäßig zu erproben. Sich zu verhalten liefert neue Erfahrungen, die dann auf korrigierende Weise als Feedback einfließen, um das Problemverständnis und Strategien zu verändern. Man kann aber auch auf erfahrungsmäßige Weise den Kreislauf betreten, indem man auf innere Erfahrung fokussiert und sie in Worte zu fassen versucht, was zum Nachdenken und Wahrnehmungswechsel führt. Dies kann ein

---

23 Dies erklärt auch, warum sogenannte Technik- bzw. Methodenaspekte nur einen sehr geringen Teil der Varianz paartherapeutischer Wirksamkeit ausmachen: »Eine Durchsicht [...] vergleichender und Komponenten – analysierender Studien [...] liefert überzeugende Belege für die relativ unbedeutende Rolle, die spezielle Modelle und Techniken dabei spielen, Veränderung [...] zu erzeugen« (Ogles, Anderson u. Lunnen 2001, S. 231).

»Nach unserem jetzigen Wissensstand über das, worauf es in der Therapie ankommt, ist alles, was man über die Rolle der Techniken sagen kann, dass sie – wie die anderen gemeinsamen Faktoren – zum positiven Behandlungsergebnis beitragen. Abhängig von der Klientenpopulation geben spezifische Techniken der Veränderung möglicherweise noch einen zusätzlichen Anschub« (Asay u. Lambert 2001, S. 64).

> verhaltensmäßiges Experimentieren nach sich ziehen, wodurch neue Erfahrungen entstehen, die wiederum als Feedback in den Kreislauf eingehen. Oder man kann damit beginnen, zuerst das Verhalten zu verändern [...]. Verhalten zu verändern bringt neue Erfahrung hervor, die wiederum zu Verhaltensänderungen und neuen Einsichten führen kann« (ebd.).

Hilfreiche Therapie ist methodisch vielfältige Therapie – sie verknüpft erzähltes, gelebtes und erlebtes Leben. Gutes Lernen ist sinnliches Lernen – es realisiert sich im Kontext affektiver Berührtheit, in einer Atmosphäre der Sammlung und Konzentration, in methodischer Varianz und Vielfältigkeit, in einer Repräsentation von Unterschieden auf möglichst vielen Sinneskanälen: Partner lernen leichter, wenn sie sich in einer *enriched environment* befinden – einer Umgebung, die vielfältige Lernanregungen birgt, ohne dass diese zu komplex oder ungeordnet sind (vgl. Bauer 2000, S. 61).

Eine hohe Vielfältigkeit des interventiven Vorgehens erhöht die Aufmerksamkeit von Partnern und trägt so dazu bei, dass sie neue FDV-Muster leichter einüben (vgl. Tallman u. Bohart 2001, S. 112).

»Langsame Paartherapie« bezeichnet eine gezielte Lenkung dieser Aufmerksamkeit: Sie richtet den Fokus der Partner sowohl auf Scheitern wie auf Gelingen, sowohl auf stürmische See wie auf Inseln guten gemeinsamen Lebens. Diese Inseln verkörpern sich in den Sehnsüchten und Wünschen der Partner, in Problemausnahmen und -unterschieden, im »Selbstverständlichen« wie »Gewöhnlichen« (vgl. Weingarten 1999).

Therapie lässt sich als Versuch verstehen, diese Inseln ausfindig zu machen, sie zu erkunden und Schritt für Schritt zu vernetzen. Dieses Vernetzen entspricht einer »Archäologie der Hoffnung« (vgl. Winslade a. Monk 2000), innerhalb welcher marginalisierte Unterschiede rekonstruiert und für die Partner wieder zugänglich gemacht werden.

Langsame Paartherapie fokussiert inhaltlich Übergänge von Disstress zu Eustress, von vorwiegend negativer zu vorwiegend positiver physiologisch-affektiver wie kognitiver Verarbeitung, von dysfunktionalem zu funktionalem Coping sowie von einem negativen zu einem positiven narrativen Selbst der Partner. Paartherapie verwirklicht sich inhaltlich in der Anregung und Bahnung von seitens eines Paares erwünschten Lösungen, die sich im guten Fall verdichten und so nach und nach in ein verändertes gemeinsames Leben münden. All diese

Übergänge generieren – so die Hoffnung – eine positive Reziprozität zwischen den Partnern und schreiben sich im guten Fall im Sinn eines »Schmetterlingseffekts des Sozialen« selbstorganisierend fort (vgl. Böse u. Schiepek 1994, S. 20).

8 Die Reduktion von Stress

Lady Madonna, children at your feet,
wonder how you manage to make ends meet.
Lennon/McCartney, »Lady Madonna«

Partnerschaftliches Unglück ist eng mit dem Bestehen von Hochstress verbunden: Hochstress erhöht nicht nur die Wahrscheinlichkeit, dass negative Affekte und dysfunktionale Kognitionen hinsichtlich des eigenen Selbst, des Partners und der Partnerschaft dominieren, sondern auch dass Partner vorrangig schließende Kommunikation bzw. dysfunktionale Copingstrategien des Kämpfens, des Zurückziehens, der Unterwerfung oder auch symptomatische Bewältigungsstrategien aktualisieren.

Stressgenerierte Affekte, Kognitionen und Copingstrategien wirken rekursiv auf die Lebenssituation von Partnern zurück und tendieren so dazu, ein »Mehr desselben« zu erzeugen: Sie münden in eine eskalierende Dynamik der Paarbeziehung, sie kreieren den Beziehungsstress, der neben anderen Stressoren zu ebenjenem Unglück bzw. jener mangelnden Bedarfsdeckung beiträgt, unter dem bzw. der Partner leiden.

Hohe Stressbelastung führt zumeist dazu, dass Paare positive Aspekte des gemeinsamen Lebens aus den Augen verlieren – der Fokus der Wahrnehmung wie auch der Dialoge von Partnern schränkt sich zunehmend auf Belastendes, Fehlendes, Schweres und Trennendes ein, Leichtes, Gelingendes und Verbindendes gerät aus dem Blickfeld.

In diesem Zusammenhang lässt sich zwischen beziehungsinternem und beziehungsexternem Stress unterscheiden.

Beziehungsinterne Stressoren sind etwa anhaltende Konflikte von Partnern, Treue- und Loyalitätsverletzungen, Gewalt und Demütigung, stark divergierende Werte und Ziele, hohe Erwartungen an die Beziehung, nichtkonsensualisierte Regeln und Rollenaufteilungen, (wiederholte) Beziehungsabbrüche, die anhaltende Frustration bezüglich sexueller Wünsche. Hierzu zählt auch jener Stress, der mit einer individuellen Problematik eines Partners einhergeht (Spielsucht, Risikoverhalten, Alkoholabusus), hierzu zählen ebenfalls Übergänge im Lebenszyklus eines Paares, die mit Identitäts- und Rollenveränderung verbunden sind.

Beziehungsexterne Stressoren sind traumatische Ereignisse (der Tod eines Kindes, die schwere Erkrankung eines Familienmitglieds), sozioökonomische Belastungen und Verschuldung, die Sorge um den Arbeitsplatz, drohende Abschiebung oder Delogierung, hoher Leistungsstress, Druck und Belastung durch wichtige soziale andere.

Der Aktualstress von Partnern kann durch biografischen Stress verstärkt werden: Belastende Erfahrungen aus der Vergangenheit eines Partners oder beider Partner können ihren Schatten auf die Gegenwart und Zukunft des gemeinsamen Lebens werfen. Diese Schatten entstehen aus Erfahrungen von frühem Verlust oder früher Entbehrung, aus Erfahrungen der Bedrohung, Überforderung oder Autonomiebeschränkung, die im Kontext konflikthaften gemeinsamen Lebens reaktiviert werden und die Wahrnehmung und Verarbeitung der erlebten Gegenwart mitprägen.[24]

Der Aktualstress eines Paares kann zudem durch Affektbrücken zu Brüchen und Kränkungen im Kontext der gemeinsamen Paarbiografie verdichtet sein.

Zentrale Aufgaben von Paartherapie sind in diesem Zusammenhang die Reduktion der die Paarbeziehung belastenden Stressoren (sofern sie im Einflussbereich der Partner liegen) sowie die Stärkung der Resilienz eines Paares in Bezug auf jene Stressoren, die sich seinem Einfluss entziehen.

Hierbei erweisen sich folgende interventive Vorgehensweisen als hilfreich: die Entwicklung von Regeln und Vereinbarungen, das Finden guter gemeinsamer Grenzen, Hilfe bei Entscheidungen, Stressreduktion bei kritischen Lebensübergängen und Life-Events, die Dekonstruktion hoher Ziele und Erwartungen, die Stärkung von Bezogenheit und die Förderung individueller Selbstfürsorge.

---

24 Die wesentliche Bedeutung der individuellen Kindheitserfahrungen der Partner wird insbesondere im Rahmen psychoanalytischer Modellbildung betont, gemäß welcher die Beziehungen der Partner zu ihren Eltern zu einem großen Teil bestimmen, wie sich die aktuelle Paarbeziehung gestaltet. Weiters wird angenommen, dass die Partnerwahl stark durch unbewusste bzw. neurotische Bedürfnisse bestimmt wird und nach komplementären Gesichtspunkten erfolgt (vgl. Hahlweg 1995, S. 117). Aus dieser Perspektive werden in unglücklichen Paarbeziehungen individuelle biografische Beziehungskonflikte in Sinne eines »intrafamiliären Wiederholungszwangs« reinszeniert (vgl. Massing u. Reich 2000, S. 8) bzw. ungelöste Konflikte bzw. pathologische Konfliktlösungen von einer Generation an die nächste weitergegeben (vgl. Bauriedl 2002, S. 99).

Entwickeln von Regeln und Vereinbarungen

Partnerschaftliches Leben gelingt leichter, wenn Partner funktionale Regeln entwickeln bzw. arbeitsteilige Verantwortungsbereiche festlegen, welche die Komplexität partnerschaftlichen und familiären Lebens reduzieren. Diese Regeln können wechselseitige Erwartbarkeit erhöhen – alltagsbezogene Pflichten, Rollen, Aufgaben und Verantwortungen müssen nicht von Moment zu Moment neu verhandelt und diskutiert werden – und damit die Wahrscheinlichkeit von Konflikten reduzieren.

Gute Regeln sind lebensfreundlich: Sie geben Raum für individuelle Entfaltung; sie sind wandelbar; sie ändern sich, wenn Menschen oder Lebenskontexte sich ändern; sie tragen Kompetenzen wie Bedürfnissen der Partner Rechnung.

Bei einem Paar hatten sich im Kontext der Pubertät der Kinder bereits vorher gegebene Erziehungsprobleme verschärft. Während die Frau einen Erziehungsstil der Verhandlung favorisierte, bevorzugte der Mann einen autoritären Stil, den seine Frau als entwertend und konflikteskalierend erlebte – umgekehrt dachte er ihren Verhandlungsstil als problemverschärfend. Die Unterschiedlichkeit der Erziehungsstile führte zu heftigen Kontroversen, die ihre Partnerschaft zunehmend beeinträchtigten.

Womit ließ sich ihre Erfahrung vergleichen? Sie glich der Situation eines Schiffs, das sich in stürmischen Gewässern befindet und auf dem zwei gleichberechtigte Kapitäne Dienst leisten. Beide waren – so unterschiedlich auch ihre Art und Weise der Schiffsführung war – hervorragende Kapitäne, aber sie behinderten einander, wenn sie versuchten, das Schiff gleichzeitig zu führen. So konstruierten wir im Lauf mehrerer Therapiegespräche einen Pakt, welchen das Paar auch verschriftlichte und unterzeichnete: Hierin legten sie erzieherische Zuständigkeitstage fest und sagten einander zu, dass sie die erzieherischen Handlungen des jeweils anderen in keiner Weise abwerten oder sabotieren würden. Vor diesem Hintergrund arbeiteten sie jeweils zu Wochenbeginn einen »Dienstplan« aus, der ihre Zuständigkeiten zeitlich regelte und ihnen half, mit ihren Unterschieden zu leben.

Vereinbarungen rund um Rollen und Verantwortungen im Kontext partnerschaftlichen Lebens – rund um Erziehung, Geld, Haushalt, Freizeit – lassen sich häufig in Form eines Quidproquo treffen: Sie entsprechen im guten Fall einem als gerecht erlebten Tauschhandel.

Finden gemeinsamer Grenzen

Stress entsteht unter anderem dadurch, dass Paare die Grenzen ihres Paarsystems zu wenig oder umgekehrt zu stark regulieren: Im ersten Fall wird gemeinsames Leben in hohem Maß durch soziale andere – Verwandte, Kinder, Freunde – mitdeterminiert, im zweiten Fall kann ein Paar nicht oder nur unzureichend auf soziale Ressourcen zur Bewältigung seiner Alltagsaufgaben wie auch spezifischer Stressoren zurückgreifen.

Die hohe Bedeutung einer funktionalen Organisation und Abgrenzung von Paarsystemen wird insbesondere in der Modellbildung Minuchins hervorgehoben: Partnerschaftliches Unglück lässt sich in vielen Fällen als Ausdruck bzw. Ergebnis dysfunktionaler »Transaktionsmuster« der Partner lesen – etwa als Folge von »Triangulation« (der Einbeziehung von Dritten – insbesondere Kindern – in einen partnerschaftlichen Konflikt), als Folge von Koalitionsbildung zwischen einem der Partner und einem Kind, als Folge von »Parentifizierung« und anderem (vgl. Minuchin 1983).

Partnerschaftliches Unglück realisiert sich nicht zuletzt als Folge der Nichtwahrung elterlicher Hierarchie und einer mangelnden Abgrenzung des Subsystems »Paar« im familiären Gesamtsystem. Starke Loyalitätsbindungen der Partner an ihre Herkunftsfamilien tragen zu partnerschaftlichem Unglück bei, indem sie Partnern die Ausbildung eines eigenständigen Paarsystems erschweren oder verunmöglichen (vgl. Massing u. Reich 2000, S. 10).

Paartherapie verwirklicht sich in diesem Zusammenhang als Verhandlung und Kompromissfindung rund um gemeinsam vertretbare Grenzziehung wie auch Verbindung mit wichtigen sozialen anderen. Hierbei kann das Therapiesystem unter anderem auf metaphorische Darstellungen bzw. skulpturierende Vorgehensweisen zurückgreifen.

In einem Therapiegespräch mit einem Paar entstand im Lauf des Dialogs folgende Problemmetapher: Mehrere Felsen hemmten die Fahrt ihres Boots auf dem Fluss ihres Lebens. Ich bat sie, den Verlauf und die Ufer dieses Flusses durch zwei Seile, die sie auf dem Boden auflegten, zu veranschaulichen. Die hemmenden Felsen wurden durch jeweils ein Blatt Papier, auf welchem ein Schlüsselbegriff den Inhalt des Hindernisses charakterisierte, symbolisiert und im Flussbett platziert.

Wir kamen überein, im gegebenen Gespräch nur einen dieser Felsen näher zu erkunden – jenen, den die Partnerin als »mangelnde Loyalität« ihres Mannes im Kontext ihrer Konflikte mit ihren Eltern beschrieb.

Sie veranschaulichte ihre diesbezügliche Erfahrung durch Beispiele von Ereignissen, die sich im Lauf der Zeit zugetragen hatten – es schien, als ob ihr Boot immer wieder auf diesen Felsen auflief und dann lange Zeit brauchte, um von Neuem Fahrt aufzunehmen.

Im Verlauf des weiteren Dialogs verständigten sich die Partner darauf, dass es der Fahrt ihres Bootes zuträglich wäre, wenn er sich in Konfliktgespräche mit ihren Eltern nicht einmischen und auch nachträgliche Vorhaltungen über die Art und Weise, wie sie diese Konflikte gestaltete, unterlassen würde. Wie würde sich diese Veränderung in ihrer Darstellung ausdrücken? Der Felsen/das Blatt Papier rückte zur Seite und hemmte nicht länger ihre Fahrt.

Ein weiteres hilfreiches Instrument stellt in diesem Zusammenhang das Familienbrett dar.

Im Gespräch mit einem Paar stand seine Erfahrung rund um die allwöchentlichen Besuche bei den Eltern des Mannes im Mittelpunkt, welche die Partner als hoch belastend empfanden.

Ich bat die Frau, ihre Erfahrung mithilfe des Familienbretts abzubilden. Während den Schwiegereltern eine beherrschende Stellung auf dem Familienbrett zugeordnet wurde, standen jene Figuren, welche die Partner bzw. ihre gemeinsamen Kinder repräsentierten, auf der schwarzen Begrenzungslinie des Bretts, weit außerhalb des Zentrums – sie waren (so ihre Beschreibung) »an den Rand gedrängt«, weder sie und ihr Mann noch sie und die Kinder waren als partnerschaftliche bzw. familiäre Einheit zu erkennen.

Nachdem die Klientin über die bei diesen Besuchen erlittene Zurücksetzung und Abwertung durch die Eltern ihres Mannes erzählt hatte, bat ich sie, die von ihr gewünschte Konstellation im Kontext dieser Besuchssituationen abzubilden. Sie positionierte die für sie und ihren Mann stehenden Figuren eng nebeneinander; beide standen neben den Figuren ihrer Kinder (die gemäß der Klientin ebenso wie sie unter den Entwertungen der Schwiegereltern litten) – eine Position, die den Mann an eine »Viererkette« im Fußball erinnerte; und sie standen im Zentrum des Bretts, während jene Figuren, welche die Schwiegereltern darstellten, mehr an den Rand gerückt waren.

Im weiteren Gespräch erkundeten wir folgende Fragen: Worin würde sich ihre Geschlossenheit als Paar bzw. als Familie bei diesen Besuchen zeigen? Wie würden ihre Kinder bzw. die Eltern des Mannes diese Geschlossenheit erkennen? Wie würde sich ihr partnerschaftlicher Zusammenhalt auf ihre gemeinsame Beziehung und die Beziehung zu den Schwiegereltern auswirken?

Wie sich zeigte, entsprachen die für die Partner wie auch die Kinder gewählten Figuren in ihrer Farbgebung jenen des Fußballvereins, dem beide Partner die Treue hielten. Dieser glückliche Zufall begünstigte die Wahl der Hausaufgabe: Wir kamen überein, dass das Paar, ehe es zu einem Wochenendbesuch bei den Eltern des Mannes aufbrechen würde, eine Fahne ihres Vereins auf der Hutablage ihres Autos ablegen würden; dies könnte ihnen helfen, ihren Vorsatz partnerschaftlicher wie familiärer Geschlossenheit in Erinnerung zu halten.

Hilfe bei Entscheidungen

Hochstress entsteht für viele Paare unter anderem bei der Entscheidung zentraler Lebensfragen – bei der Familienplanung, bei einem Umzug bzw. Haus- oder Wohnungskauf oder anderen gravierenden finanziellen Angelegenheiten. Geraten Paare bei diesen Entscheidungsprozessen in eine Sackgasse, kann sich Paartherapie als Hilfe bei Such- und Abwägungsprozessen realisieren. In vielen Fällen erweisen sich hierbei Skulpturierungen oder modifizierte Formen der Zeitlinienarbeit – etwa die Nutzung mehrfacher Timelines – als hilfreich.

Stressreduktion bei kritischen Lebensübergängen

Gemäß dem Modell des »Familienlebenszyklus« durchlaufen Paare einzelne aufeinanderfolgende Entwicklungsphasen, die mit jeweils spezifischen Aufgabenstellungen, Herausforderungen und Krisen assoziiert sind, die sowohl die Binnenrelation eines Paares als auch seine Relation zu wichtigen sozialen anderen – zu Kindern, Eltern, Freunden – betreffen (vgl. McGoldrick u. Gerson 1990).

Partnerschaftliches Unglück verweist in diesem Zusammenhang insbesondere auf schwierige Prozesse des Übergangs zwischen einzelnen Entwicklungsphasen, die mit einer Labilisierung der partnerschaftlichen Beziehung, mit einer Unklarheit der Rollen und Identität der Partner bzw. mit notwendigen Neuanpassungen der Beziehung verbunden sind.

Bleiben die Entwicklunsgaufgaben einer Phase ungelöst, erschwert dies die Bewältigung der Fragestellungen in nachfolgenden Phasen: So bildet in vielen Fällen die Neuorientierung eines Paares nach der Geburt eines Kindes bzw. dem Auszug der Kinder den zentralen Gegenstand paartherapeutischer Lösungsbemühungen. In der therapeutischen Bearbeitung erweist sich oft das Familienbrett als hilfreiches Medium.

Hilfe bei der Bewältigung schwieriger bzw. traumatischer Lebensereignisse

Gemeinsam erlittenes Unglück – so ein Mythos partnerschaftlichen Lebens – verbindet. Ist das auch mitunter der Fall, so gilt oft das Gegenteil: Gemeinsam oder seitens eines der Partner erlittenes Unglück – der Verlust eines Kindes, ein traumatisierender Unfall, das Erleiden einer Behinderung, die Diagnose einer malignen Erkrankung, ein schwerer finanzieller Verlust und anderes – trennt Partner oder erweist sich als tiefe Bruchstelle im Kontext ohnehin schon labilisierten gemeinsamen Lebens.

Schwierige bzw. traumatische Lebensereignisse sind Hochstressereignisse, in deren Kontext physiologische Stressreaktionen, negative Affekte und Kognitionen und mit Stress assoziierte Formen des Copings wie Kampf, Flucht, Panik und Regression in hohem Maß aktiviert werden: In vielen Fällen richtet sich die Stressreaktion nicht gegen das auslösende Lebensereignis – es ist geschichtliches Faktum, rund um das und mit dem die Partner leben müssen, es ist oftmals jenseits der Beeinflussbarkeit –, sondern gegen den Partner, der so zum zentralen Adressaten eigener Stressbewältigung wird.

Kritische bzw. traumatische Lebensereignisse haben massive Auswirkungen nicht nur auf das individuelle, sondern auch auf das gemeinsame Leben der Partner. Sie erschüttern das Welt- und Selbstbild von Betroffenen, von Partnern, von Angehörigen und Freunden; sie erschüttern das Vertrauen, dass das Leben es gut mit einem meint, dass eigenes Leben steuer- und vorhersagbar ist, oder sie bestätigen ein grundlegendes Misstrauen in die Welt und das eigene Selbst. Schicksalsschläge rücken ins Bewusstsein, dass unser Leben gefährdet, bedroht und endlich ist und dass der Sinn, den wir unserem Dasein geben, von einem Tag auf den anderen verloren gehen kann.

Im partnerschaftlichen wie familiären Kontext rütteln Schicksalsschläge an gegebenen Identitäten und Rollen. Sie überfordern in vielen Fällen die Bewältigungsstrategien von Partnern und münden so in eskalierende Konflikte. Sie führen zu Erfahrungen der Kränkung, der Entfremdung und Entbehrung gerade dann, wenn Partner einander am stärksten brauchten.

Zur trennenden Funktion schwieriger bzw. traumatischer Lebensereignisse tragen nicht zuletzt unterschiedliche Weisen des Copings der Partner entscheidend bei: Jeder der beiden versucht auf die ihm bestmögliche Art und Weise, Schweres zu bewältigen. Jeder Partner verfügt über eine anders gelagerte Resilienz bzw. Verwundbarkeit; jeder Partner nutzt vor dem Hintergrund seiner Biografie unterschiedliche Verarbeitungsstrategien.

Das Spektrum der Art und Weise, wie schwierige Lebensereignisse verarbeitet werden, reicht von (vorrangig) assoziierter bis zu (vorrangig) dissoziierter Verarbeitungsstrategie.

»Assoziierte Verarbeitung« bezeichnet, dass ein Partner sich erlittener oder gegebener Last mit hoher Aufmerksamkeit zuwendet. »Dissoziierte Verarbeitung« umschreibt, dass ein Partner sich von einer gegebenen Last abwendet und anderes fokussiert (etwa die Zukunft, die eintritt, wenn die Last abgefallen ist).

Im Kontext assoziierter Verarbeitung macht ein Partner seinen Schmerz häufig zum vorrangigen oder ausschließlichen Dialogthema; im Kontext dissoziierter Verarbeitung versucht ein Partner zumeist, den Dialog über Schmerzhaftes zu meiden, weil ein Reden über das Schwere es herbeibeschwört.

Die Unterschiedlichkeit der Verarbeitung schwieriger bzw. traumatischer Lebensereignisse ist eine zentrale Quelle partnerschaftlicher Konflikte, da sie häufig mit einer negativen Bedeutungsgebung der Partner einhergeht: Liest etwa ein Partner die dissoziierte Verarbeitungsstrategie des anderen als »Verdrängung« oder »Flucht«, wertet er es als Erfahrung des »Allein-gelassen-Werdens« oder »fehlender Unterstützung«, so gesellt sich zu jenem Stress, der mit einer gegebenen Last einhergeht, noch der Stress des partnerschaftlichen Vorwurfs. Gleiches gilt, wenn ein Partner die assoziierte Verarbeitungsstrategie des anderen als problemverstärkend – etwa als »Verliebtheit in den Schmerz« – konnotiert: Der konflikthafte Diskurs über die »richtige« bzw. angemessene Art und Weise, Schweres zu bewältigen, überwiegt unter Umständen jenen Stress, der mit der gegebenen Last einhergeht.[25]

Unterschiedliche Verarbeitungsstrategien von Partnern rund um belastende Lebensereignisse stellen eine Herausforderung für die therapeutische (Konstrukt-)Neutralität dar – viele Therapeuten favorisieren aufgrund ihrer Modellannahmen assoziierte Verarbeitungsstrategien. Es ist hilfreich, wenn Paartherapeuten eine Position des Sowohl-als-auch einnehmen – wenn sie die individuelle wie partnerschaftliche Funktionalität von sowohl assoziierter wie dissoziierter Verarbeitung anerkennen und würdigen und beiden in einer Logik der Inklusion begegnen. Ein möglicher kognitiver Rahmen hierfür ist das Phasenmodell der Trauerarbeit nach Kübler-Ross (1991): »Trauerarbeit« impliziert eine diskontinuierliche Abfolge von Schock und Verleugnung, von Wut und Zorn, von »Verhandlung« mit dem Schicksal, von Depression und Verzweiflung, die im guten Fall in ein Akzeptieren bzw. eine Integration des Unveränderlichen mündet. Assoziierte und dissoziierte Verarbeitungsstrategien repräsentieren unterschiedliche Ausschnitte dieser Trauerarbeit, aber sie sind Teil desselben Prozesses.

Ein Paar kam kurz nach dem Suizid ihres 17-jährigen Sohnes. Die Frau hatte das Gespräch initiiert, weil sie unter der wachsenden Entfremdung von ihrem Mann litt. Er war nur widerwillig bereit, am gemeinsamen Gespräch teilzunehmen. Er verbrachte seine Zeit damit, im Keller des Hauses Fotos von ihrem Sohn zu digitalisieren, während sie mit den beiden anderen Kindern im oberen Teil des Hauses lebte.

In unserem Gespräch blieb er weitgehend stumm. Er glaubte nicht daran, dass Gespräche ihm oder ihnen beiden helfen könnten. Während er seinen Schmerz durch die intensive Hinwendung zu seinem Verlust zu bewältigen suchte, versuchte sie, sich dem Leben und den Erfordernissen der Gegenwart zu widmen.

Im Verlauf dreier Gespräche entstand ein Kompromiss des Sowohl-als-auch: Sie kamen überein, dass die Frau ihn täglich abends im Keller besuchen und ihn bei der Digitalisierung der Fotografien unterstützen würde und dass er umgekehrt eine Stunde seines Tages im oberen Teil des Hauses verbringen und am familiären Leben teilnehmen würde. So nahmen sie mit der Zeit ihr gemeinsames Leben wieder auf.

---

25 Vor dem Hintergrund rollenspezifischer Sozialisation realisieren Frauen zumeist eine tendenziell assoziierte, Männer eine zumeist tendenziell dissoziierte Verarbeitungsstrategie (vgl. Kirschenhofer u. Kuttenreiter 2010, S. 98).

Dekonstruktion hoher Ziele und Erwartungen

Gehen Menschen eine längerfristige Paarbeziehung ein, ist dies mit wechselseitigen Sehnsüchten, Träumen und Hoffnungen verbunden – mit der Hoffnung auf ein Andauern von Liebesgefühlen, mit der Hoffnung auf die Ausschließlichkeit ihrer Liebe, mit der Erwartung emotionaler Loyalität und sexueller Treue, mit der Hoffnung auf wechselseitige Unterstützung und wechselseitigen Schutz, mit der Hoffnung auf eine ausgeglichene Ressourcenverteilung und mit der Hoffnung auf eine gerechte Verteilung von Aufgaben und Lasten, die mit gemeinsamem Leben einhergehen.

Vor dem Hintergrund sehr hoher Erwartungen an die Partnerschaft geraten Beziehungen leicht zu missionarischen Projekten: Jeder Partner ist darum bemüht, den jeweils anderen gemäß dem Bild zu formen, das er im Herzen trägt. Dadurch ist die Toleranz für Abweichung gering: Jede Abweichung löst Enttäuschung oder intensive Frustration aus, sie wird zu einer Quelle von (fortwährenden) Änderungs- und Korrekturbemühungen.

Partnerschaftliches Unglück entsteht unter anderem dann, wenn wir die Wirklichkeit (des anderen) unseren Idealen und nicht unsere Ideale der Wirklichkeit anzugleichen versuchen.

Die hohen Ansprüche des einen Partners münden in den allermeisten Fällen in eine Verteidigungshaltung des jeweils anderen, was das Lösen gegebener Probleme erschwert.

Die wechselseitigen Lösungsversuche von Partnern entsprechen hierbei »Lösungsversuchen erster Ordnung«, wobei häufig (veränderbare) »Probleme« und (nichtveränderbare) »Restriktionen« unzureichend unterschieden werden (vgl. Retzer 2009, S. 78).) Paartherapie zielt in diesem Zusammenhang auf den Übergang einer Paarbeziehung in eine »Vernunftehe«/Vernunftpartnerschaft, die von einer »Banalität des Guten« bestimmt und geleitet wird:

> »Im Zwischenraum zwischen Glück und Unglück erleben wir die alltägliche Banalität. Dort ist sowohl das Glück wie auch das Unglück abwesend. Der größte Teil unseres Ehelebens besteht nicht in der Alternative von Glück und Unglück. Er besteht vor allem aus den großen Zwischenräumen, die angefüllt sind mit Banalem und Alltäglichem, mit Ärgernissen, Sorgen, kleinen Freuden […]; in einem Großteil unseres Ehelebens herrscht die Banalität des Guten« (ebd., S. 147).

Im guten Fall mündet Therapie so in eine »gelassene Bezogenheit« der Partner.

Therapiepragmatisch verweist dies auf eine Dekonstruktion von großen Zielen und Erwartungen der Partner – auf ein Infragestellen ihrer Sehnsucht nach der Bewahrung von Glück für alle Zeit, auf ein Infragestellen der Sehnsucht nach Erlösung durch die Liebe.

Paartherapie ist ein Raum der reflexiven Klärung und gegebenenfalls der Verabschiedung von Ansprüchen und Erwartungen, die das gemeinsame Leben behindern. In diesem Zusammenhang kann sich ein skulpturierendes Vorgehen als hilfreich erweisen.

Im Kontext des Dialogs mit einem Paar beschrieben beide Partner ihren Eindruck, den Erwartungen des jeweils anderen nicht gerecht werden zu können. So bat ich sie am Ende unseres Gesprächs, dass sie all die an sie seitens des jeweils anderen adressierten Erwartungen niederschreiben sollten – jeweils ein Blatt Papier sollte einen Überbegriff für eine spezifische Kategorie von Erwartungen beinhalten. Die so entstandenen Blätter bat ich sie zu unserem nächsten Gespräch mitzubringen.

Zum nächsten Gespräch brachte jeder von ihnen einen Stapel Blätter mit. Ich teilte unsere Sitzung: Im ersten Abschnitt standen die Erwartungen der Frau an ihren Mann, im zweiten Abschnitt die Erwartungen des Mannes an seine Frau im Mittelpunkt.

Ich bat ihn, einen Stuhl zu wählen, der sein »Selbst« repräsentierte, und die mitgebrachten Blätter in solcher Weise rund um diesen Stuhl zu gruppieren, dass ihre Anordnung die Bedeutung der jeweiligen Erwartungen zum Ausdruck bringen würde. Anschließend bat ich ihn, auf seinem »Selbst-Stuhl« Platz zu nehmen. Wie erging es ihm? Welche der dargestellten Erwartungen motivierten ihn in positiver Weise, welche schränkten ihn ein, welche belasteten ihn? Welche korrespondierten mit seinen eigenen Erwartungen an sich selbst, mit seinen Zielen und Werten? Welche standen ihnen entgegen? Welche machten sein Leben schwerer, welche leichter? Welche empfand er als angemessen? Welchen Erwartungen wollte er sich stellen, von welchen wollte er Abstand gewinnen? Am Ende dieser Erkundung bat ich ihn, die Blätter auf eine Weise anzuordnen, von der er annahm, dass sie einem guten Leben mit seiner Frau entsprechen würden. So veränderte er ihre Anordnung und legte einige Blätter zur Seite.

Seine Frau war während dieses Vorgangs eine aufmerksame Zuhörerin gewesen; ich befragte sie kurz zu ihrem Erleben, ehe im zweiten Abschnitt des Gesprächs seine Erwartungen an sie in analoger Weise Thema des Dialogs wurden.

Am Ende des Therapiegesprächs stellte sich die Frage, was mit jenen Erwartungen bzw. Blättern geschehen sollte, die sich für beide Partner als behindernd im Kontext der gemeinsamen Beziehung erwiesen hatten – das Paar beschloss spontan, sie zu verbrennen und als Rauch davonziehen zu lassen, um »mehr Raum zum Atmen« zu gewinnen.

In einem analogen Zusammenhang können Paare gebeten werden, einen gemeinsamen Brief zu verfassen, in dem sie einerseits den Beitrag von Erwartungen und Idealen zu ihrer Beziehung in der Vergangenheit würdigen, sich andererseits von ihnen verabschieden oder distanzieren; unter Umständen können Partner auch dazu angeregt werden, eine gemeinsame »Unabhängigkeitserklärung« zu verfassen, in der sie ihren gemeinsamen Widerstand gegen überhöhte Erwartungen deklarieren.

Bei einem Paar erwies sich die gemeinsame Beziehung als in hohem Maß durch beengende Normen beeinträchtigt. Vor diesem Hintergrund bat ich die Partner, ihre vielfachen »Gebote« in Form einer »Gesetzestafel« auf zwei Flipchartblättern zu verschriftlichen.

Diese Visualisierung ermöglichte ein Gespräch darüber, mit welchen positiven wie negativen Implikationen ihre »Gebote« verbunden waren. Unser Dialog führte zu einem Erkunden möglicher Alternativen, sei es in Form einer Abmilderung, sei es in Form einer Streichung einzelner Gebote. Unser weiteres Gespräch fokussierte folgende Fragen: Was könnte an ihre Stelle treten? Wie würden sich diese Alternativen auswirken? Welche Beiträge der Partner könnten ein »gesetzloseres Leben« unterstützen?

Im Kontext des »Loslassens« überhöhter Erwartungen kann sich eine gemeinsame Tranceübung als hilfreich erweisen.

In der Abschlussphase einer Therapiestunde bat ich die Partner im Rahmen einer parallel induzierten Trance, ihre wechselseitigen behindernden Erwartungen, die zuvor besprochen worden waren, erneut zu fokussieren und sie dann in zwei Schalen fließen zu lassen, die durch ihre gewölbten Handflächen ausgedrückt wurden: In einer Schale bzw. Handfläche sollten sie all jene Erwartungen aneinander sammeln, die ihre Beziehung stützten und die sie aufrechterhalten wollten; in der anderen Schale bzw. Handfläche sollten sie all jene

Erwartungen sammeln, die ihre Beziehung behinderten und die sie loslassen wollten.

Im nächsten Schritt bat ich sie zuzulassen, dass sich diese zweite Schale bzw. Handfläche ganz von selbst zu drehen beginnt, sodass die in ihnen enthaltenen Ansprüche wie Sand herausrieseln bzw. aus den Schalen abfließen konnten.

Stärken von Bezogenheit

Im Kontext partnerschaftlichen Unglücks überschattet die Auseinandersetzung mit gegebenen Stressoren oft das gesamte Leben eines Paares: Es gelingt Partnern nicht, Zeiten zu kreieren, die frei von Streit und Spannung, Diskussionen und Auseinandersetzung sind.

In diesem Zusammenhang erweist sich häufig ein Etablieren von »stressfreien Inseln« – etwa in Form eines wöchentlich ritualisierten Paarabends – als hilfreich.

Ritualisierte Paarabende schaffen Gelegenheit positiver Zweisamkeit – sie entsprechen den »Verwöhnungstagen«, die im Kontext behavioraler Therapie einen wesentlichen Baustein der positiven Reziprozität von Paaren bilden (vgl. Schindler et al. 1998, S. 92).

Bei vielen Paaren erweist sich dabei die Metaphorik eines Flusses wechselseitiger Bezogenheit als anschlussfähig: Ist sein Wasserstand niedrig, so treten die im Fluss liegenden Steine – die Stressoren und Belastungen, die seinen Lauf hemmen – umso mehr hervor. In solchen Zeiten – so liegt es therapeutisch nahe – ist es von entscheidender Bedeutung, dass Partner ihrem Fluss neues Wasser zuleiten, um gegebene Belastungen bzw. Stressoren zu bewältigen und zu relativieren.

Ein Paar beschrieb im Erstgespräch seine gemeinsame Lebenssituation als durch eine Vielzahl aktueller Stressoren schwer belastet: Der Mann hatte eben seine Arbeit verloren (aufgrund seines Alters war eine neue Anstellung nur schwer absehbar); die Hoffnung des Paares auf einen engen Bezug zur Familie ihres Sohnes hatte sich zerschlagen, nachdem dieser mit seiner Partnerin ausgewandert war und die Schwiegertochter zudem darum bemüht war, Distanz zu ihnen zu wahren; sie waren sorgenvoll hinsichtlich ihrer finanziellen Zukunft; und sie hatten begonnen, einander Vorwürfe zu machen, sodass ihr gemeinsames Leben zwischen heftigen Streitgesprächen und gekränktem Schweigen und Rückzug pendelte.

Ihr Fluss wechselseitiger Zuneigung – so die metaphorische Beschreibung am Ende unseres Gesprächs – drohte mehr und mehr zu versanden. So bat ich beide Partner, jeden Abend den Wasserstand ihres Flusses (dessen Maximum in »guten Zeiten« zwei Meter betrug) zu skalieren und einander kommentarlos mitzuteilen.

In unserem zweiten Gespräch erkundeten wir zwischenzeitlich beobachtete Unterschiede: Wie hatte sich der (von beiden festgestellte) erhöhte Wasserstand ihres »Flusses der Zuneigung« gezeigt? Mit welchen Erfahrungen, mit welchen Handlungen, mit welchen Auswirkungen ging er einher? Was sagte er über die Partner und ihre Liebe aus? Wie hatten sie diesen Wasserstand absichtlich wie unabsichtlich ermöglicht? Mit welchen ihrer Beiträge zur gemeinsamen Beziehung war er verbunden? Woran würden sie ein weiteres »Anschwellen des Flusses« erkennen?

Das Therapiegespräch fand zu einem jahreszeitlich günstigen Zeitpunkt statt: Die Flüsse und Bäche ringsum führten aufgrund der Schneeschmelze Hochwasser. Ich bat sie, einen nahe ihrem Wohnort gelegenen Fluss aufzusuchen und entlangzuwandern und sich dabei darüber auszutauschen, wie es ihnen in all den Jahren ihres gemeinsamen Lebens immer wieder gelungen war, Erfahrungen der Kargheit und des Mangels zu überwinden.

Fördern individueller Selbstfürsorge

Im Kontext aktuell gegebener Belastungssituationen tendieren Partner dazu, einander zu viel zuzumuten: Das gilt sowohl für Belastungen, die aus dem gemeinsamen Leben resultieren, wie auch für Belastungen, die das individuelle Leben der Partner jenseits der Partnerschaft und Familie mit sich bringt. Aus diesen Belastungen resultierender Stress wird vorwiegend aneinander abgehandelt und erzeugt so in vielen Fällen seine Zunahme. Vor diesem Hintergrund erweist sich die Stärkung individueller Stressbewältigungsstrategien und -ressourcen der Partner als hilfreiches Vorgehen:

> »Ein Weg zu größerer Akzeptanz besteht darin, die Selbstfürsorglichkeit von jedem der Partner zu stärken« (Christensen et al. 1995, p. 62; Übers.: K. P. G.).

9 Die Verwandlung physiologisch-affektiver Stressverarbeitung

You are in my blood like holy wine,
you taste so bitter, you taste so sweet.
Joni Mitchell, »A Case Of You«

Vor dem Hintergrund der Beschreibung zweier Partner, dass zwischen ihnen eine »Mauer alter Verletzungen« stehe, welche Nähe verhindere, bat ich sie, ihre Erfahrung mittels des Systembretts abzubilden. Die Partnerin, die in diesem Gespräch als Regisseurin fungierte, positionierte die für sie selbst und ihren Mann stehenden Figuren voneinander wegblickend – für die »Mauer der Verletzungen« wählte sie drei Figuren, die sie zwischen jener ihres Mannes und der sie selbst darstellenden Figur platzierte.

Wir redeten darüber, worin diese Verletzungen bestanden und wie sie zwischen die Partner getreten waren; und wir redeten über die Auswirkungen, die diese Verletzungen hatten. Anschließend bat ich sie, ihre Sehnsucht darzustellen – sie positionierte die für sie selbst und ihren Mann stehenden Figuren nebeneinander und einander zugewandt; die Figuren, die die Verletzungen darstellten, rückte sie zur Seite (eine dieser Figuren wurde durch eine kleinere ersetzt).

Woran würde sie einen »Zwischenschritt« der Realisierung ihrer Sehnsucht erkennen? Welche Auswirkungen auf ihr gemeinsames Leben hätte er? Dieser Zwischenschritt bestand darin, dass beide ihren Verletzungen »ins Auge blickten«– in der Anordnung der Figuren realisierte sich dies darin, dass die »Verletzungen« in einer Reihe den Figuren der Partner gegenüber positioniert wurden. Und er bestand darin, dass – so die Klientin – sie beide ihre gegebenen Verletzungen wechselseitig anerkennen, dass sie dafür Verantwortung übernehmen und dass sie diese Verletzungen einander »vorbehaltlos« verzeihen würden. So mündete unser Gespräch in Überlegungen zu einem Ritual, das ihnen helfen konnte, ihren Verletzungen ins Auge zu blicken, um sie sich einander zu vergeben.

Partnerschaftliches Unglück geht mit einer Dominanz negativer physiologisch-affektiver Verarbeitung gemeinsamen Lebens bei zumeist beiden Partnern einher.

Partner befinden sich häufig in einem Affektzustand der Frustration, des Zorns, der Wut, der Angst und/oder der Trauer. Diese negativen Affekte energetisieren in der Folge Bewältigungsstrategien des Kämpfens, Flüchtens, Vermeidens und/oder auch symptomatischen Verhaltens.

Eine vorrangig negative physiologisch-affektive Verarbeitung gemeinsamer Lebenswirklichkeit wird zumeist nicht nur durch Stress, sondern auch durch spezifische Aufmerksamkeitsprozesse sowie durch negative innere Dialoge von Partnern rund um gemeinsames Leben getriggert – im Kontext partnerschaftlichen Unglücks fokussieren Partner vorrangig Erfahrungen des Scheiterns und Misslingens gemeinsamen Lebens sowie vergangene wie gegenwärtige Verletzungen.

Unter welchen Bedingungen verwandelt sich ein dominantes Erleben von Ärger, Wut, Anspannung? Es verwandelt sich, wenn sich Kontexte, die diese emotionalen *states* aktivieren, verwandeln; es verwandelt sich, wenn diese *states* nicht länger durch innere Aufmerksamkeitsprozesse aktiviert werden; es verwandelt sich, wenn andere Affekte in den Mittelpunkt der gemeinsamen Kommunikation eines Paares rücken.

In diesem Zusammenhang erweisen sich folgende Vorgehensweisen als hilfreich: die Visualisierung bzw. Symbolisierung von Affekten, das »Gespräch mit dem verinnerlichten Partner«, das Erstellen einer Partnerlandkarte, Zeitlinienarbeit, Skalierung und die Nutzung von Übergangsritualen.

Visualisierung bzw. Symbolisierung von Affekten

Ein zentrales Medium für die Erweiterung verengter affektiver Verarbeitung partnerschaftlichen Lebens bilden symbolisierende wie visualisierende Vorgehensweisen. Insbesondere das Systembrett erschließt ein weites Spektrum interventiver Möglichkeiten.

> In der Therapie mit einem jungen Paar wurde im Rahmen des Erstgesprächs deutlich, dass die überstandene Krebserkrankung des Mannes eine schwere Belastungsprobe für die Partner dargestellt hatte und bis in ihre Gegenwart nachwirkte: Ihr gemeinsames Leben war durch negative Gefühle von Zorn und Wut auf- und übereinander überschattet.
>
> In unserem zweiten Gespräch bat ich sie, mir zu veranschaulichen, wie sie gegenwärtig affektiv aufeinander Bezug nähmen: Wir benutzten zwei Systembretter – eines für sie, eines für ihn –, und

ich ersuchte sie, Figuren in passender Farbe und Größe für ihre wechselseitig vorherrschenden Gefühle auszuwählen und sie um eine zentrale Figur in der Brettmitte, die ihr jeweiliges »Selbst« darstellte, in für sie passender Weise aufzustellen; der Abstand einzelner Gefühlsfiguren zu diesem »Selbst« wie auch ihre Größe sollte die Dominanz der jeweiligen Gefühle zum Ausdruck bringen.

In seiner Darstellung dominierte ein Gefühl der Kränkung (repräsentiert in einer großen, roten Figur, die jene des »Selbst« berührte), die mit seinem Erleben ihrer mangelnden Präsenz im Kontext seiner überwundenen Erkrankung in Zusammenhang stand.

In ihrer Darstellung überwogen Gefühle von Hilflosigkeit und Unsicherheit – sie wusste nicht, wie sie ihn emotional erreichen konnte.

In einem zweiten Schritt bat ich sie, ihre Sehnsüchte mithilfe des gleichen Mediums zum Ausdruck zu bringen: Seine Sehnsucht war, Abstand von der Kränkung zu gewinnen (repräsentiert in einem Abrücken der Figur bzw. in ihrer Ersetzung durch eine kleinere): Wir redeten darüber, woran sie beide diese Transformation erkennen würden und welche Auswirkungen sie haben würde; und wir redeten über die Bedingungen, die hierfür hilfreich wären; wir erkundeten, welche Gefühle dann mehr in den Vordergrund treten und seinem »Selbst« nahekommen würden.

Ihre Sehnsucht war es, Abstand von ihrer »Hilflosigkeit« zu gewinnen und ihre »Sicherheit« in der Partnerschaft wiederzugewinnen; und wir erkundeten, durch welche Beiträge ihr Partner sie dabei unterstützen konnte.

In analoger Weise ermöglicht die Darstellung dominanter wie marginalisierter Gefühle durch das Aufzeichnen auf einem Flipchart die Anregung von Problem-Lösungs-Übergängen.

Bei einem Paar, das sein gemeinsames Leben als durch Ärger und Ungeduld bestimmt erlebte, ergab sich in einem Therapiegespräch die Gelegenheit einer parallelen Teilearbeit: Auf einem Flipchart wurden jeweils eine Silhouette der Frau und des Mannes skizziert, anschließend wurden beide gebeten, ihre gegenwärtig aufeinander bezogene Gefühle so einzutragen, dass ihre Stärke sich in der Größe der Fläche, die sie in der jeweiligen Silhouette einnahmen, zum Ausdruck kam. Zudem sollte das Gewicht einzelner Gefühle dadurch deutlich werden, dass sie näher oder ferner zu einem als »Selbst« markierten Kreis in der Mitte der Silhouette eingetragen wurden.

Die Partnerin wurde gebeten, den Anfang zu machen: Sie zeichnete Gefühle von Ärger, Sich-ausgenutzt-Fühlen, Enttäuschung, Ungeduld und Ohnmacht nah und großflächig rund um ihr »Selbst« und Gefühle von Verständnis, Sympathie und Humor von ihrem Selbst abgerückt und klein.

Ihr Partner wurde gebeten, das kommentarlos zu verfolgen und anschließend seine eigene Silhouette zu ergänzen.

In der Folge skizzierten die Partner die Hintergründe und Implikationen ihrer Darstellungen. Nun wendete sich unser Gespräch ihren Wünschen zu: Welche Gefühle könnten im guten Fall größer werden und/oder näher an das jeweilige Selbst heranrücken? Welche könnten kleiner werden und/oder vom jeweiligen Selbst abrücken? Welche Gefühle könnten sich auflösen? Welche Gefühle, die im Lauf ihres Konfliktes marginalisiert bzw. verschüttet worden waren, könnten wieder ans Tageslicht kommen?

Im folgenden Schritt zeichneten die Partner ihr jeweiliges Bild möglicher Verwandlung. In den nun neu skizzierten Silhouetten veränderten sie Größenordnungen und Lokalisationen, und beide führten Neues ein – die Partnerin eine nahe ihrem »Selbst« liegende Fläche, die sie als »Was alles noch/wieder werden kann« umschrieb, der Partner eine nahe seinem »Selbst« verortete Fläche, die er mit »erotische Anziehung« betitelte.

Unser Gespräch endete mit dem Betrachten und der Beschreibung dieser Bilder. Ich bat sie, ihr jeweiliges Bild eines relevanten Unterschieds mit nach Hause zu nehmen und an einem für sie passenden Ort aufzuhängen (die ersten beiden Bilder behielt ich bei mir). Wir kamen überein, dass unser nächstes Gespräch dem Dialog darüber dienen würde, wie sie die gewünschten Veränderungen wechselseitig fördern konnten.

Eine weitere zentrale Möglichkeit der Aktualisierung problemassoziierter sowie der Bahnung und Aktivierung lösungsassoziierter Affekte bilden Paarskulpturen und der damit verbundene Vollzug symbolischer Problem-Lösungs-Übergänge.

Das Gespräch mit dem verinnerlichten Partner

Eine wichtige Möglichkeit, bei Partnern Gefühle der Empathie und Verbundenheit zu reaktivieren, ist das »Gespräch mit dem verinnerlichten Partner«, welches an das von Tomm entwickelte »Interview mit dem internalisierten anderen« anschließt (vgl. Haydon-Laurelut a. Wilson 2011).

Das »Gespräch mit dem verinnerlichten Partner« lässt sich als »acceptance work« (vgl. Christensen et al. 1995, p. 39) bzw. als Möglichkeit der (Wieder-)Einübung in Empathie lesen. Die Anleitung, das Gegenüber nicht zu unterbrechen und seine Aussagen nicht zu kommentieren, eröffnet Raum für die Erfahrung, vom Partner wahr- und ernst genommen zu werden.

Wie konnten durch Streit und Entfremdung marginalisierte Gefühle des Vertrauens wieder zugänglich werden? Diese Frage stand im Mittelpunkt eines paartherapeutischen Gesprächs, das an eine Visualisierung dominanter aufeinander bezogener Affekte der Partner im vorausgehenden Gespräch anschloss.

Rund um diese Thematik schlug ich dem Paar die Vorgehensweise »Gespräch mit dem verinnerlichten Partner« vor.

Zu Beginn informierte ich die Partner über das Vorgehen und die damit verbundene Absicht. Nach ihrer Zustimmung bat ich sie, ihren Platz zu tauschen. Dann ersuchte ich den Partner, zu beginnen und eine Reihe von Fragen aus der Perspektive seiner Partnerin zu beantworten, während sie gebeten wurde, nur zuzuhören und die gegebenen Antworten weder verbal noch nonverbal zu kommentieren oder zu korrigieren.

So entwickelte sich ein Dialog rund um die Bedeutung von Vertrauen. Wie waren Vertrauen und Misstrauen gegenwärtig gewichtet? Welche Beiträge des jeweils anderen stützten die Entwicklung von Vertrauen? Welche Beiträge waren dafür verantwortlich, dass das Misstrauen sich bislang behauptet hatte? Welche Auswirkungen hätte ein Wiederfinden des Vertrauens auf das eigene Selbst der Partner und auf die gemeinsame Beziehung? Wie würde es sich zeigen? Auf welche eigenen Fähigkeiten würde es verweisen?

Nach einem etwa halbstündigen Austausch bedankte ich mich für die erhaltenen Informationen und befragte die Partnerin nach ihrem aktuellen Erleben. Im nächsten Schritt bat ich sie, die gleichen Fragen aus der Perspektive des verinnerlichten Partners zu beantworten, während er nur zuhören sollte.

Am Ende unseres Gesprächs schienen beide nachdenklich, aber auch überrascht darüber, wie präzise ihre Sichtweisen sich in der Beschreibung des jeweils anderen abbildeten. Sie beschlossen, bis zur nächsten Stunde der Frage nachzugehen, wo noch in ihrem Leben sich ein hohes Maß an wechselseitigem Verständnis zeigte.

Partnerlandkarte

Das »Gespräch mit dem verinnerlichten Partner« hat Analogien zur Erstellung bzw. Aktualisierung der »Partnerlandkarte« (vgl. Gottman

1999). Im Sinne einer therapeutischen Hausaufgabe werden hierbei Partner gebeten, ihr Wissen übereinander auf den neuesten Stand zu bringen – sie praktizieren so in vielen Fällen ein »zweites Kennenlernen« und üben hierbei zudem empathisches Zuhören ein.

Die aneinander gestellten Fragen umfassen solche zur Vergangenheit des Partners – was waren etwa die wichtigsten Ereignisse in seinem Leben, wie erlebte er sein Aufwachsen in seiner Herkunftsfamilie, was bewirkte seine Attraktion am Anfang der gemeinsamen Paarbeziehung? –, solche zu seiner Gegenwart – was ist sein gegenwärtiges Lieblingsbuch, sein Lieblingsfilm, seine Lieblingsmusik, was erlebt er als die hellsten und was als die dunkelsten Momente in der gemeinsamen Beziehung? –, und solche zu seiner Zukunft – was sind seine größten Hoffnungen und seine größten Sorgen?

Zeitlinienarbeit

Bildet die erlebte emotionale Distanz von Partnern ein zentrales Therapiethema, so lässt sich diese Distanz mittels zweier Seile auf dem Boden veranschaulichen – jedes steht für die Entwicklung eines Partners im Kontext der gemeinsamen Geschichte (vgl. Nemetschek 2011). Durch den Verlauf der beiden Seile im Raum – durch ihr Sich-einander-Annähern bzw. ihr Sich-voneinander-Entfernen – lassen sich Erfahrungen von Nähe wie Distanz repräsentieren bzw. rekonstruieren.

Wie kam es zu jeweiligen Annäherungen? Welche Beiträge und Ressourcen der Partner waren in der Vergangenheit dafür verantwortlich? (Beiträge und Ressourcen lassen sich in Form von Symbolen verkörpern und an entsprechenden Stellen im Zwischenraum der beiden Seile positionieren.)

In einem weiteren Schritt lässt sich die erwünschte Wiederannäherung der Partner darstellen. Wie würde sie sich im weiteren Verlauf der Seile ausdrücken? Woran würde sie sich zeigen? Welche Beiträge und Ressourcen aus der Vergangenheit ließen sich hierbei nutzen? Welche Beiträge und Ressourcen (die wiederum mittels Symbolen repräsentiert werden können) wären zusätzlich notwendig oder hilfreich?

Im Kontext des Arbeitens mit Seilen kann fortlaufend zwischen einer dissoziierten und einer assoziierten Position der Partner gewechselt werden.

Skalierung

Bei vielen Charakterisierungen von Paarbeziehungen – etwa bei Beschreibungen von Kälte, Distanz, negativer Spannung u. a. – bietet sich ein skalierendes Vorgehen an, das als Sprungbrett für die Konstruktion von Unterschieden dienen kann.

Ein Paar suchte Therapie auf, weil die Partner ihre Beziehung nach mehrfachen Schicksalsschlägen als stark »unterkühlt« erlebten. So kamen wir ins Gespräch darüber, wie sich die »Unterkühlung« ihrer Beziehung zeigte, wie sie entstanden war, wodurch sie aufrechterhalten wurde und wie sie sich auf beide auswirkte.

Auf der Basis einer Temperaturskalierung – beide verständigten sich darauf, dass die zwischen ihnen vorhandene (Zimmer-)Temperatur maximal 15 Grad betrug – wendete sich unser Gespräch der Erkundung von Unterschieden zu: Gab es Augenblicke des Temperaturanstiegs? Wie zeigten sie sich? Mit welchen Erfahrungen gingen sie einher? Wie entstanden sie?

Wir landeten bei einer Metaphorik des Feuermachens; und wir vereinbarten am Ende des Erstgesprächs, dass die Partner jeweils individuell festgelegte, vor dem anderen geheim gehaltene Tage nutzen würden, um das Feuer der Beziehung zu schüren.

Übergangsrituale

Die Dominanz negativer physiologisch-affektiver Verarbeitung des gemeinsamen Lebens ist in vielen Fällen durch Brüche bzw. durch »offene Wunden« im Kontext der gemeinsamen Partnerschaft mitbedingt: Negative vergangene Erfahrungen wirken in die Gegenwart eines Paares hinein und werden in Stress- oder Konfliktsituationen rasch reaktiviert.

Zu diesen Brüchen bzw. offenen Wunden zählen Treue- und Loyalitätsverletzungen, Erfahrungen, die mit Schuld oder Scham verbunden sind, Erfahrungen des Verlusts – eine Abtreibung, die nicht integriert wurde, der Tod eines Kindes, der nicht gemeinsam betrauert wurde –, Erfahrungen der Bedrohung und Gewalt, Erfahrungen der Entbehrung – die Erfahrung, während einer bedrohlichen Erkrankung eines Kindes allein gelassen worden zu sein – und anderes.

Brüche bzw. offene Wunden werden zumeist dadurch aufrechterhalten, dass sie seitens der Partner nicht oder unzureichend verbalisiert bzw. umgekehrt nicht gehört, nicht verstanden und nicht anerkannt werden. Das verunmöglicht oder erschwert, dass sie verziehen werden.

Hier muss das Therapiesystem zumeist erst Raum schaffen, damit Licht auf diese Erfahrungen fallen kann – damit der gekränkte oder verletzte Partner seine Erfahrung erzählen kann und in diesem Zusammenhang vom Partner (wie auch vom Therapeuten) verstanden und anerkannt wird.

Eine Heilung von im Lauf der Biografie eines Paares entstandenen Verletzungen kann durch eine Kokonstruktion von Ritualen unterstützt werden.

In diesen Ritualen stehen Vorgänge der Mitteilung, der Entschuldigung, der Vergebung und letztlich der Integration belastender Vergangenheit im Mittelpunkt. (Nicht jede Verletzung ist auflösbar. Manchmal ist eine Erfahrung der Schuld so schwer, so groß und so trennend, dass sie nicht eingestanden und/oder nicht vergeben werden kann; dann lässt sich darüber nachdenken, wie Paare ihr gemeinsames Leben mit möglichst wenig Schaden auflösen können.)

Rituale der Vergebung und Verzeihung fokussieren den Abschluss von Vergangenem und den Übergang zu Neuem; in ihrem Zentrum steht eine Symbol- und/oder Sprachhandlung, die diesen Übergang markiert.

Im Kontext der Kokonstruktion eines Rituals erkunden die Mitglieder des Therapiesystems einen adäquaten Zeitpunkt und Ort der Ritualdurchführung; sie klären, ob und, wenn ja, welche sozialen anderen als Zeugen in das Ritual miteinbezogen werden; sie konstruieren einen spezifischen Ritualablauf, der dramaturgisch in den Höhepunkt der zentralen Symbolhandlung bzw. des Sprechakts der Partner mündet; und sie entwickeln einen passenden Abschluss des Rituals.

Im Kontext von Versöhnungsritualen kommt häufig dem Schreiben und Verlesen von Briefen eine hilfreiche Bedeutung zu.

Zwei Partner suchten Therapie auf, als sich ihre einzige Tochter von ihnen löste und eine schmerzhafte Lücke in ihrem Leben hinterließ, die neu zu füllen ihnen schwerfiel. Im Lauf mehrerer Therapiegespräche verbesserte sich ihre Beziehung, aber es blieb ein wunder Punkt: Für ihn war es wichtig, zuweilen einen Abend getrennt von ihr zu verbringen und so auch ein »eigenes Leben« zu leben – etwa um Freunde zu treffen oder in Jazzkonzerte zu gehen. Sie reagierte darauf mit Alarmierung, mit Vorwürfen und Klagen, was ihn wütend machte und in seinem Beharren auf eigenem Leben bestärkte.

Gefragt, was sie so alarmiere, erzählte sie, dass sein abendliches Ausgehen mit einer schlimmen Erfahrung während ihrer Schwangerschaft noch vor ihrer Hochzeit verbunden war. Auch damals habe er auf seiner Freiheit bestanden, in Wirklichkeit aber habe er sie mit einer gemeinsamen Freundin betrogen. Damit konfrontiert, hatte er das Fremdgehen zwar eingestanden, es aber dadurch entschuldigt, dass sie ihm während der Schwangerschaft den Sex verweigert hatte – er habe daher »keine Alternative« gehabt. Sie sei tief gekränkt gewesen und habe ihm das nie verziehen. Sie habe nur deshalb die geplante Hochzeit nicht abgesagt, weil sie schon schwanger gewesen sei.

Wie kam es, dass sie ihm all die Jahre über nicht verziehen hatte? Dies war zum einen die Folge davon, dass er – wenn sie ihn damit konfrontiert hatte – sich zwar für seinen Treuebruch entschuldigt, ihn jedoch zugleich als Ausdruck seines »sexuellen Notstands« bagatellisiert und ihr so eine »Mitschuld« zugeschrieben hatte; zum anderen hatte er im Lauf der Zeit auf ihre diesbezüglichen Konfrontationen mit zunehmender Ungeduld reagiert und war nach den ersten Monaten nicht mehr dazu bereit gewesen, sie anzuhören und mit ihr darüber zu reden. Sein »Lösungsversuch« hatte ihre Kränkung noch verschlimmert.

Sie bedurfte – so wurde deutlich – seiner uneingeschränkten Entschuldigung, um ihm auch uneingeschränkt verzeihen zu können; und so konstruierten wir ein Ritual, in dessen Kontext er ihr einen Brief schrieb, in dem er sich »ohne Wenn und Aber« zu seinem Treuebruch bekannte und sie um Verzeihung bat. Wir vereinbarten, dass er ihr diesen Brief an einem Ort vorlesen würde, der für ihre gemeinsame Partnerschaft wichtig war; wir vereinbarten, dass er dies ohne die Gegenwart von Zeugen tun würde; und wir vereinbarten, dass sie nach dem Vorlesen des Briefs entscheiden würde, ob sie ihm verzeihen und, wenn ja, dies ihm gegenüber auch aussprechen würde.

In der auf die Durchführung des Rituals folgenden Stunde erzählten die Partner, dass diese Erfahrung sie beide stark berührt hatte. Ihr Ritual mündete darin, dass sie jene Hochzeitsreise nachholten, die sie vor 20 Jahren vor dem Hintergrund der bevorstehenden Geburt ihres Kindes bzw. der bestehenden Spannung nicht realisiert hatten.

Neben dem Schreiben von »Entschuldigungs-« oder »Verzeihungsbriefen« kann sich ein gemeinsames Verbrennen von »Schuldscheinen«

als hilfreich erweisen (vgl. Stierlin 1997): In der Vorbereitung dieses Rituals werden beide Partner gebeten, seitens des anderen erlittene Schuld in einzelne schuldbesetzte Erfahrungen zu differenzieren und sie jeweils auf ein Blatt Papier zu schreiben. In einem zweiten Schritt werden jene schuldbesetzten Erfahrungen, welche die Partner bereit sind loszulassen, ausgewählt. Sie werden in einem Ritual einander vorgelesen, wobei der jeweils andere Partner nicht dazu Stellung nimmt und sie auch nicht hinterfragt, sondern sie als gegeben anerkennt. Im letzten Schritt wird jeder einzelne Schuldschein verbrannt.

10 Die Verwandlung kognitiver Verarbeitung

Well, I'll be damned!
Here comes your ghost again,
but that's not unusual,
it's just, the moon is full,
and you happened to call.
Joan Baez, »*Diamonds And Rust*«

Partnerschaftliches Unglück gründet unter anderem in einer Dominanz von wechselseitigen defizitorientierten Zuschreibungen der Partner und defizitorientierten Annahmen bezüglich der gemeinsamen Beziehung: Ihre Beschreibungen fokussieren das Abwesende bzw. Fehler und Mängel des jeweils anderen, ihre Erklärungen folgen zumeist einer linearen Täter-Opfer-Logik, es herrschen negative Vorhersagen vor.

Im Kontext chronifizierten partnerschaftlichen Unglücks fügen sich defizitorientierte Beschreibungen, Erklärungen und Vorhersagen von Partnern zu festen Mauern – jeder Baustein schließt nahtlos an den anderen an (White 1989, pers. Mitt.).

Gelingt es im Kontext von Therapie, einen Mauerstein zu verrücken oder zu versetzen, so kann er Angel- und Ausgangspunkt eines alternativen Erzählbogens sein.

Langsame Paartherapie versucht, beherrschende Kognitionen infrage zu stellen bzw. alternative Kognitionen einzuführen und zu fördern.

Die Transformation von Beschreibungen

Auf der Ebene der Beschreibung erweisen sich hierbei mikrosprachliche Interventionen und therapeutische Vorgehensweisen der Reformulierung und des Reframings als hilfreich, wie sie in Kapitel 5 ausgeführt wurden. Zudem bilden Metaphern ein hilfreiches Instrument der Transformation negativer Beschreibungen.

Metaphern

Viele Partner umschreiben Erfahrungen unglücklicher Partnerschaft mit problemassoziierten Metaphern und bildhaften Vergleichen oder mittels verdichtender Geschichten, die aus ihrer Sicht Beispielhaftes oder Prototypisches rund um gemeinsames Leben veranschaulichen.

Problemmetaphern sind affektnahe, zumeist multimodale kognitive Repräsentationen von Erfahrung: Das gemeinsame Leben wird hier als »Kalter Krieg« konnotiert, der emotionale Abstand zwischen den Partnern mit dem Bestehen eines »eisernen Vorhangs« beschrieben, Eskalationssituationen werden als »Sturm«, »Hagel« oder »Gewitter« geschildert, partnerschaftliches Missverstehen wird dem »Sand im Getriebe« gleichgesetzt, das Fehlen sexueller Intimität wird als »Ebbe« oder »Wüste« umschrieben usf.

In ihrer Verweisungsstruktur – in den »Ästen« ihres semantischen Netzwerks – eröffnen Metaphern unter Umständen Zugänge zu relevanten Unterschieden: So haben »Wüsten« Oasen, die mit Wasserstellen, Palmen oder Datteln assoziiert sind; so erlauben »Wüsten« den ungetrübten Blick in den Sternenhimmel u. a.

Problemmetaphern ermöglichen nicht nur die Konstruktion von Unterschieden, sondern auch von Lösungsmetaphern – so können sich »Wüsten« im Lauf der Jahre in »blühende Landschaften« wandeln, wenn sich klimatische Bedingungen verwandeln, was in Ressourcen- und Entwicklungsmetaphern zum Ausdruck kommt.

Im Gespräch mit einem jungen Paar wurde deutlich, dass die Partner darunter litten, in einem fortwährenden »Schwertkampf« gefangen zu sein: Jede Aussage eines Partners glich einem Hieb, den es zu parieren und zu erwidern galt. Diese Beschreibung ihrer Problemsituation spiegelte sich auch in ihrem unmittelbaren Dialog im Kontext der Therapiestunde – in ihren fortwährenden Angriffen und Gegenangriffen, in ihren wechselseitigen Anklagen und Vorwürfen – wider.

Beide gaben an, dass sie einander nie »unbewaffnet« begegneten; beide erlebten dies nicht nur als leidvoll, sondern auch als lustvoll – ihr »Schwertkampf« war ein Messen ihrer Eloquenz und Intellektualität. So erkundeten wir den Unterschied zwischen einem »Schwertkampf« und einem Kampf mit der »feinen Klinge eines Degens«.

Im Dialog über diese Praxis entstand die Frage, ob es ihnen beiden möglich wäre, ihre »Schwerter« vor Beginn der Therapiestunde draußen vor der Tür »abzulegen« und stattdessen nur ihren »Degen« in unser Gespräch mitzunehmen, da die Verwendung der Ersteren unser Gespräch erschwerte und nicht zu ihrer Annäherung beitrug.

Sie fanden Gefallen an dieser Vorstellung: Der Code von »Schwert« bzw. »Degen« wurde zu einem Zuruf, den sie auch nutzten, wenn ihr Gespräch zu Hause zu eskalieren drohte.

Die Transformation von Erklärungen

Ein hilfreiches Gegenmittel zu einer dominanten Täter-Opfer-Logik der Partner stellen Praktiken des negativen wie positiven Externalisierens (vgl. Kap. 5) wie auch die konsequente Nutzung zirkulärer Erzähllogik durch Therapeuten dar.

Die Transformation von Vorhersagen

Dominanten negativen Prophezeiungen der Partner – Vorhersagen der Verschlechterung oder des Scheiterns der Beziehung – können Paartherapeuten unter anderem mittels der Nutzung »mehrfacher Erzählstimmen« begegnen.

Multiple Voices

Die Hoffnungslosigkeit eines Paares im Hinblick auf seine gemeinsame Zukunft bildete das zentrale Thema eines therapeutischen Folgegesprächs: Wie sich zeigte, machten beide Partner Augenblicke der Annäherung unter anderem dadurch zunichte, dass sie sie als »Ausnahmen von der Regel«, als ohnehin nur vorübergehend, als bedeutungslos in Bezug auf den weiteren Fortgang ihrer Beziehung dachten.

Gab es in ihnen noch eine andere Stimme als die der Hoffnungslosigkeit? Nach längerem Überlegen bestätigten sie das Bestehen einer leisen, fast unhörbaren »Stimme der Zuversicht und Hoffnung«. Ich bat sie, mir die Bedeutung dieser Stimme und der »Stimme der Hoffnungslosigkeit« mithilfe von zwei Stühlen zu veranschaulichen, die sie in Bezug auf zwei weitere Stühle, die sie als Partner bzw. Paar repräsentierten, in solcher Weise platzieren sollten, dass in ihrem Abstand und in ihrer räumlichen Ausrichtung ihre relative Gewichtung zum Ausdruck kam. Die »Stimme der Hoffnungslosigkeit« nahm eine dominierende Stellung ein – sie war zwischen den beiden Stühlen, welche die Partner repräsentierten, platziert; die »Stimme der Zuversicht und Hoffnung« hingegen befand sich an der Seite des Therapieraums mit »Blickrichtung« zur Wand.

Wir erkundeten die Implikationen dieser Anordnung: Welche Folgen hatte sie für beide Partner? Welche Folge hatte sie für ihre Beziehung?

Im nächsten Schritt ersuchte ich sie um eine Veränderung der Anordnung, die mehr ihren Wünschen und Sehnsüchten entsprach: Die Partner verständigten sich auf eine Darstellung, in welcher das

Kräfteverhältnis von »Hoffnungslosigkeit« und »Hoffnung« ausgeglichen war, was sich in einer gleichen Entfernung beider Stühle zu jenen Stühlen, welche die Partner repräsentierten, zeigte.

Ich bat sie, auf »ihren« Stühlen Platz zu nehmen und die gegebene Anordnung auf sich wirken zu lassen; so mündete unser Gespräch in eine Beschreibung jener Zeichen, die ihnen anzeigen würden, dass die »Stimme der Zuversicht« an Kraft gewonnen und die »Stimme der Hoffnungslosigkeit« an Bedeutung und Gewicht eingebüßt hatte.

11 Die Transformation von Coping

No sign of love behind the tears ...
Lennon/McCartney, »For No One«

Partnerschaftliches Unglück wird durch dysfunktionale Lösungsversuche eines Partners oder beider Partner aufrechterhalten: Die versuchte Lösung wird zum Teil des Problems bzw. selbst zum Problem.[26]

Dysfunktionale Copingstrategien von Partnern münden häufig in einen Problemzyklus – jeder »Tanzschritt« eines Partners initiiert einen zumeist vorhersehbaren Tanzschritt des anderen: Vorwurf bzw. Anklage evoziert Gegenvorwurf bzw. Gegenanklage oder auch Rückzug und Kommunikationsabbruch; umgekehrt evoziert Rückzug Vorwurf usf.

Die zentrale Bedeutung von dysfunktionalem Coping bzw. negativer Kommunikation für das Entstehen und die Aufrechterhaltung partnerschaftlichen Unglücks wird insbesondere in der Modellbildung Gottmans hervorgehoben: Nach Gottman realisiert sich negative Kommunikation von Partnern in Form der vier sogenannten »apokalyptischen Reiter« – in Form von Kritik, Verachtung, Rechtfertigung und Abwehr – und generiert eine wechselseitige »affektive Überflutung« der Partner. Sie triggert physiologische Hochstressreaktionen beim jeweils anderen, was wiederum schließende Kommunikation im Sinne von »missglückenden Reparaturhandlungen« nach sich zieht.

Vor diesem Hintergrund steht die Auflösung negativer Reziprozität im Mittelpunkt der paartherapeutischen Änderungsbemühungen. Paartherapie zielt auf die Reaktivierung wechselseitiger Empathie – etwa indem Partner einüben, Zuneigung und Bewunderung füreinander zum Ausdruck bringen bzw. positive Aspekte des Partners zu fokussieren und zu thematisieren (vgl. Gottman 2001, S. 102). Partner werden zudem dazu angeregt, »lösbare« anstelle von »unlösbaren« Problemen zu fokussieren (z. B. Stress im Beruf, mit Schwiegerel-

26 Diese Sichtweise entspricht der Prämisse strategischer Modellbildung nach Haley bzw. Watzlawick, der gemäß es vor allem die wechselseitigen Lösungsversuche von Partnern sind, die partnerschaftliches Unglück chronifizieren – diese Lösungsversuche folgen in aller Regel einer Logik des »Mehr desselben« (etwa an Beschuldigung, Klage, Rückzug usf.) und lassen sich so als »Lösungsversuche erster Ordnung« lesen. Paartherapie zielt vor diesem Hintergrund auf eine Transformation gegebener Lösunsgversuche bzw. auf »Lösungsversuche zweiter Ordnung«, die einer alternativen Logik folgen (vgl. Watzlawick et al. 1979, S. 109).

tern, Geld, Sex, Hausarbeit, Kindern) und sich hierbei um Toleranz, Kompromissbildung und Fehlerfreundlichkeit zu bemühen (vgl. ebd., S. 188). Paartherapie zielt darauf ab, dass Partner »Pattsituationen« überwinden: »Das Ziel, wenn es darum geht, eine Pattsituation zu überwinden, ist nicht, das Problem zu lösen, sondern eher, aus der Zwickmühle ins Gespräch zu kommen« (ebd., S. 257).

Wie kommt es, dass ein ursprünglich funktionales Coping von Partnern im Lauf einer Beziehung oft mehr und mehr marginalisiert wird? Aus der Sicht von Christensen et al. (1995, p. 51) wird diese Marginalisierung durch eine fehlende wechselseitige Verstärkung durch den Partner zentral mitbedingt – erwünschte Verhaltensweisen wie Aufmerksamkeit, Empathie und Fürsorglichkeit bleiben seitens der Partner unbeachtet oder werden als »Ausnahme, welche die Regel bestätigt« abgewertet (vgl. Christensen et al. 1995, p. 51).

Umgekehrt gründet eine (Re-)Aktivierung und Bahnung von funktionalem Coping wesentlich in daran geknüpften positiven Aufmerksamkeitsprozessen der Partner (vgl. ebd.). Im Kontext eines Wiedereinübens öffnender Kommunikation beginnen im guten Fall beide Partner, erwünschte Verhaltensweisen durch wechselseitige gezielte positive Verstärkung zu fördern.[27] Im Rahmen eines »Verhaltensaustauschs« überlegen bzw. definieren Partner unter anderem,

> »was dem anderen Freude bereiten könnte, welche Aktivitäten, Anlässe, Verhaltensweisen oder Geschenke (soziale, materielle, generalisierte Verstärker) ihn ansprechen und wie diese in den Alltag eingebaut werden können. Konkret kann es sich dabei um positive Verhaltensweisen (den Partner freundlich grüßen, küssen, zärtlicher Körperkontakt, Interesse und Beachtung für den Partner, gemeinsame Aktivitäten etc.) oder Geschenke (Blumen, Bücher, kleine Aufmerksamkeiten) handeln, die nun in einem zweiten Schritt ohne Ankündigung gegenüber dem Partner realisiert werden sollen, wobei beide Partner die Aufgabe erhalten, den anderen dabei zu ertappen, wie er diese positiven Stimuli im Alltag einbringt« (Bodenmann 2002, S. 108).

In einem behavioral orientierten Kommunikationstraining werden sogenannte Sprecher- und Zuhörerregeln wie auch mögliche Gesprächs-

27 In einem behavioral orientierten Kommunikationstraining werden sogenannte Sprecher- und Zuhörerregeln wie auch mögliche Gesprächssettings und damit verbundene Rollen, Gesprächsabläufe und Themen vorgegeben mit dem Ziel, eine »offene, kongruente und positiv verlaufende Kommunikation zu ermöglichen« (ebd., S. 109). Trainiert werden hierbei etwa auf der Seite des Sprechers der »Ich-Gebrauch«, die Wahrung thematischer Sinngrenzen in der Kommunikation, die Unterlassung von Generalisierungen sowie

settings und damit verbundene Rollen, Gesprächsabläufe und Themen vorgegeben mit dem Ziel, eine »offene, kongruente und positiv verlaufende Kommunikation zu ermöglichen« (ebd., S. 109). Trainiert werden hierbei etwa auf der Seite des Sprechers der »Ich-Gebrauch«, die Wahrung thematischer Sinngrenzen in der Kommunikation, die Unterlassung von Generalisierungen sowie die »Selbstöffnung«, die als »emotionale Kommunikation, Mitteilung von Gefühlen, Bedürfnissen, Wünschen, Erwartungen usw.« verstanden wird (ebd.).

Im Rahmen eines behavioralen »Problemlösetrainings« werden insbesondere alltägliche Bewältigungsstrategien von Partnern gefördert. Dieses Training umfasst sechs Stufen – die Erarbeitung einer gemeinsamen Problembeschreibung, die Entwicklung kreativer Lösungssuche, die vorausschauende Evaluation und Auswahl der besten Lösungsmöglichkeit, die genaue und sorgfältige Operationalisierung und Planung der Umsetzung dieser Möglichkeit, die effektive Durchführung der gefundenen Problemlösung im Alltag sowie die Evaluation des Erfolgs der gewählten Problemlösung und die damit verbundene Selbstverstärkung der Partner.

Langsame Paartherapie zielt auf eine Transformation bzw. Unterbrechung dysfunktionaler Copingmuster. In diesem Zusammenhang erweisen sich Fragen nach Ausnahmen und Unterschieden, die Wunderfrage, Zielfragen, Techniken der Zeitprogression sowie Vorgehensweisen der Visualisierung, szenisches Zeichnen, Leinwandtechnik, Genogrammarbeit und therapeutische Hausaufgaben als hilfreich.

Mustervisualisierung

Im Kontext einer Mustervisualisierung werden auf einem Flipchart beschriebene Schritte der Konfliktentwicklung bzw. -eskalation von Partnern stichwortartig in Kreisen dargestellt. Dieses Vorgehen regt die Einnahme einer auktorialen Erzählposition an und ermöglicht eine

die »Selbstöffnung«, die als »emotionale Kommunikation, Mitteilung von Gefühlen, Bedürfnissen, Wünschen, Erwartungen usw.« verstanden wird (ebd.). Im Rahmen eines behavioralen »Problemlösetrainings« werden insbesondere alltägliche Bewältigungsstrategien von Partnern gefördert. Dieses Training umfasst sechs Stufen: die Erarbeitung einer gemeinsamen Problembeschreibung, die Entwicklung kreativer Lösungssuche, die vorausschauende Evaluation und Auswahl der besten Lösungsmöglichkeit, die genaue und sorgfältige Operationalisierung und Planung der Umsetzung dieser Möglichkeit, die effektive Durchführung der gefundenen Problemlösung im Alltag sowie die Evaluation des Erfolgs der gewählten Problemlösung und die damit verbundene Selbstverstärkung der Partner.

reichhaltige und genaue Beschreibung des Problemmusters in seiner zeitlichen Choreografie. In der Folge lässt sich erkunden, worin die jeweiligen Handlungsalternativen der Partner bestehen – diese Handlungsalternativen lassen sich mit einer anderen Farbe in die Darstellung einfügen, konkretisieren und in ihren (positiven) Auswirkungen erkunden (vgl. Tiedemann 2004).

Szenisches Zeichnen

Eine spezifische Form der Rekonstruktion wie Transformation dysfunktionalen Copings ist jene des szenischen Zeichnens, das an die Vorgehensweise der strukturierten Traumaintervention (STI) nach Weinberg (2003) angelehnt ist.

Hierbei zeichnet der Therapeut auf der Basis der Erzählung der Partner die einzelnen Stationen eines eskalierenden Konflikts in Form einer Bildgeschichte. Die Partner fungieren als die »Drehbuchautoren« der Darstellung. Als Materialien dienen ein Flipchart, schwarze Ölkreide sowie weitere Ölkreiden in bunten Farben.

Nach einer kurzen Darstellung einer prototypischen Konfliktszene erläutert der Therapeut sein Vorgehen und die damit verbundene Zielsetzung.

In einer »Nullrunde« zeichnet der Therapeut in ein Kästchen am linken unteren Rand des Blattes die letzte Situation auf, in der sich die Partner vor Beginn eines Konflikts noch miteinander wohlfühlten; in die rechte untere Ecke des Blattes zeichnet er jene erste Situation nach einem Konflikt, in dem sich das Paar wieder in einem guten Zustand befand.

In der nun folgenden Runde 1 werden in einzelne Kästchen, die sich auf dem Blatt von links unten in einem Bogen über die Mitte des Blattes nach rechts unten spannen, alle Stationen der Eskalation mit schwarzer Ölkreide aufgezeichnet – im Abschluss dieser Runde 1 wird die Darstellung vom Therapeuten zusammengefasst und hinsichtlich ihrer Vollständigkeit und Stimmigkeit überprüft.

In der Runde 2 wird die so entstandene Bildgeschichte chronologisch mithilfe bunter Ölkreiden ausgemalt.

In der Runde 3 trägt der Therapeut die während der Konfliktsituation erfolgten Äußerungen der Partner in Form von Sprechblasen chronologisch in die jeweiligen Kästchen ein.

In der Runde 4 werden kinästhetische Wahrnehmungsqualitäten, die mit den einzelnen Szenen verbunden waren, neben den einzelnen

Kästchen vermerkt – die des einen Partners auf der linken, die des anderen auf der rechten Seite neben dem jeweiligen Bild.

In der Runde 5 werden in den jeweiligen Situationen erlebte Gefühle und Gedanken beider Partner auf der jeweils zugeordneten Seite eines Kästchens festgehalten – Gefühle werden in roter, Gedanken in blauer Schrift festgehalten.

Zum Abschluss jeder dieser Runden wird die jeweilige Darstellung durch den Therapeuten kurz wiederholt.

Das Vorgehen ist hoch strukturiert und soll zügig und betont sachlich erfolgen – es vermeidet Affektaktualisierung bei beiden Partnern.

Das Ziel des szenischen Zeichnens ist, dass Partner ein belastendes Konfliktereignis durch ein kontrolliertes »Durchgehen« bzw. Erinnern verarbeiten und es in einen positiven Gesamtzusammenhang (den positiven Ausgangspunkt, den positiven Endpunkt) einbetten. Durch die externalisierende Vorgehensweise können sie Distanz zum Konfliktereignis gewinnen. Die an einen Cartoon erinnernde Darstellung erzeugt zuweilen auch den Effekt, dass Partner mit Humor und Gelassenheit auf ihre Konfliktdynamik blicken.

Gelingt eine vollständige Repräsentation des Konfliktverlaufs innerhalb eines Therapiegesprächs nicht, so ist es sinnvoll, am Abschluss einer Runde haltzumachen und das noch unvollständige Blatt in einem im Therapiezimmer imaginierten »Tresor« zu verwahren, der erst im nächsten gemeinsamen Gespräch wieder geöffnet wird; der Abstand zur nächsten Therapiesitzung soll nach Möglichkeit nicht mehr als zwei Wochen betragen.

Anders als im Kontext traumatherapeutischer Aufarbeitung mittels szenischer Darstellung endet dieses Zeichnen nicht notwendigerweise damit, dass die Zeichnung zerstört wird oder beim Therapeuten verbleibt – häufig nehmen Partner ein Bild mit nach Hause und hängen es als (vorübergehende) »Erinnerung« an einem für sie passenden Ort in der Wohnung auf. Damit erfüllt szenisches Zeichnen eine reflexive Funktion: Partner haben vor Augen, was sie tun und war ihr Handeln bewirkt – das vergrößert die Zahl ihrer Optionen der gemeinsamen Gestaltung von Beziehung.

Leinwandtechnik

Ein Bahnen alternativen Copings im Kontext der gemeinsamen Beziehung kann sich auch einer Modifikation der »Leinwandtechnik« bedienen: Klienten können gewünschtes eigenes Coping in Form einer auf eine Wand des Therapiezimmers projizierten Filmszene beschreiben. Dieses Medium ermöglicht ein Innehalten an entscheidenden »Kreuzungspunkten«, die mit Handlungsalternativen verknüpft sind, bzw. das Anfertigen eines Standbilds, in dessen Kontext ein erwünschtes Coping in allen Details visualisiert wird.

Genogrammarbeit

»Wir können« – so Grawe (2004, S. 441) – »nicht nicht übertragen«: Das dominante Copingverhalten von Partnern ist in vielen Fällen durch Modelllernprozesse im Kontext der jeweiligen Herkunftsfamilie mitdeterminiert – so kann sich etwa ein Coping des Abwertens oder der psychischen Gewalt als Fortsetzung einer familiären Tradition erweisen und so kann etwa der Lösungsversuch des exzessiven Trinkens im Kontext partnerschaftlicher Konflikte die Wiederholung einer väterlichen oder mütterlichen Bewältigungsstrategie darstellen. Partner gehen in vielen Fällen in jenen Spuren, in denen ihnen wichtige soziale andere vorausgegangen sind.

Mittels eines auf einem Flipchart visualisierten Genogramms schaffen Therapiesysteme eine Bühne, die den dissoziierten Dialog rund um »Ähnlichkeiten« wie auch »Unterschiede« in dominanten Copingstrategien von Partnern ermöglicht.

Partnerschaftliches Leben ist durch familiär tradierte Modelle gemeinsamen Lebens mitgeprägt: Wir sind – gewollt wie ungewollt – Erben von Mustern familiär tradierter Beziehungsgestaltung. Eine zentrale Möglichkeit der Utilisation von Genogrammen besteht im Erkennen »repetitiver Muster«, die über mehrere Generationen hinweg in Familien auftreten: »Repetitive Muster« – so McGoldrick und Gerson (1990, S. 91) – »können die verschiedensten Bereiche betreffen: Funktionalität bzw. Dysfunktionalität, Beziehungen, Familienstrukturen«.

> So erzählte ein Partner in einer Paartherapie vor dem Hintergrund seines Genogramms von der in seiner Herkunftsfamilie tief verwurzelten Gewohnheit, keine Gefühle zu zeigen. Wir redeten über die Art und Weise, in der seine Eltern und Großeltern miteinander kommuniziert hatten, und über die möglichen Hintergründe dieser familiären Tradition. Wir sprachen über die positive wie auch die einschränkende Funktion von »Kargheit«; und wir untersuchten, wie es ihm gelingen könnte, in seiner Beziehung mit dieser Tradition

zu brechen: Welcher Gewinn wäre damit verbunden, und was wären damit verbundene Risiken und Gefahren? Wie könnte ihn seine Frau dabei unterstützen?

Der zweite Teil der Therapiesitzung fokussierte einen Zusammenhang zwischen einem dominanten Coping des Klagens der Partnerin und der seitens ihrer Mutter und mütterlichen Großmutter vorgelebten Bewältigungsstrategie.

Sie tendierte dazu, im Gespräch mit ihrem Mann ausschließlich die negativen Aspekte der gemeinsamen Beziehung oder negative Aspekte ihres Mannes zu thematisieren. Dies erschwerte es ihm, sich zu öffnen. Vor dem Hintergrund ihres Genogramms entstanden folgende Fragen: Woran würde es sich zeigen, dass sie von dem durch die weiblichen Mitglieder ihrer Herkunftsfamilie vorgegebenem Weg abwich? Wann war ihr das bereits gelungen? Wie könnte sie selbst den Gang auf diesem eigenständigen Weg forcieren? Wie könnte ihr Mann sie dabei unterstützen?

Familiengenogramme dienen im Kontext von Paartherapie nicht nur als möglicher Ausgangspunkt reflexiver Erkundung und Differenzierung; sie sind zugleich ein möglicher Raum der Suche nach Ressourcen, die Partner bei ihrem Bemühen um Selbständerung unterstützen können.

Im Kontext einer Paartherapie beschrieb ein Paar eine zirkuläre Dynamik, in deren Kontext explosive verbale Attacken des Mannes regelmäßig in einer panikartigen Unterordnung seiner Frau mündeten – diese besänftigte ihn zwar kurzfristig, ermutigte ihn jedoch langfristig nicht dazu, sein Verhalten zu ändern.

Wie hatte sich dieses »Zusammenspiel« etabliert? Die Partner erzählten, dass beide Formen des Copings – »Explodieren« wie »Unterwerfen« – schon vor dem Beginn ihrer Beziehung jeweils dominante Bewältigungsstrategien im Kontext sozialer Belastungen und Konflikte dargestellt hatten. In der gemeinsamen Beziehung hatte sich das Coping beider auf unglückliche Weise miteinander verschränkt und wechselseitig verstärkt.

Wir kamen überein, dass wir in den beiden nächsten gemeinsamen Gesprächen auf der Grundlage der Darstellung ihres jeweiligen familiären Stammbaums Wurzeln ihres Bewältigungsverhaltens genauer erkunden würden.

Beim folgenden Gespräch stand die Tradition der »Unterwerfung« bzw. das Genogramm der Frau im Mittelpunkt, wobei ich den Mann ersuchte, als aufmerksamer Zuhörer zu fungieren.

Nachdem sie ihr Genogramm gezeichnet und erläutert hatte, erkundeten wir mögliche Entsprechungen zwischen ihrem Bewältigungsmuster der »Unterwerfung« und den Bewältigungsmustern von für sie wichtigen Bezugspersonen. Es zeigte sich, dass sie dieses Coping mit nahezu allen weiblichen Mitgliedern ihres Herkunftssystems teilte: »Unterwerfung« war die intergenerativ weitergereichte Antwort auf männliche Gewalt, auf Untreue, auf exzessives Trinken u. a.

Gab es – so unsere weitere Erkundung – auch Familienmitglieder, die der Tradition der »Unterwerfung« nicht gefolgt waren bzw. sich dieser Tradition widersetzt hatten? Der Frau gelang es, zwei Mitglieder ihres Familiensystems zu identifizieren, die für einen Unterschied standen. So erkundeten wir folgende Fragen: Wie und wodurch war es diesen beiden Frauen gelungen, sich gegen Bedrohung, Gewalt, Sucht und andere Belastungen zur Wehr zu setzen und sie nicht hinzunehmen? Wie hatte sich ein »aufrechter Gang« bei beiden gezeigt? Mit welchen Fähigkeiten und welchem Selbstverständnis stand dieser aufrechte Gang im Zusammenhang? Wie und auf welche Weise waren diese beiden Familienmitglieder mit der Klientin verbunden? Welche Erfahrungen, Haltungen, Werte und Ziele teilte sie mit ihnen? Welchen Rat würden ihr diese beiden geben? Woran würde sie merken, dass sie diesem Rat folgte? Woran würde es ihr Mann erkennen? Welche Gefahren und Risiken würde das in sich bergen? Welche Auswirkungen hätte es auf die gemeinsame Beziehung? Welcher Gewinn für sie selbst, für ihren Mann wie auch für ihre Beziehung ginge damit einher?

Im nächsten Therapiegespräch kreiste unser Dialog um die Tradition des »Explodierens« seitens des Mannes. Unser Gespräch folgte einer analogen Logik, wobei der Frau die Rolle der aufmerksamen Zuhörerin und Unterstützerin zukam.

In vielen Genogrammen von Partnern lässt sich eine Person bzw. lassen sich Personen identifizieren, die in besonderem Maß über Fähigkeiten verfügt bzw. verfügen, die Partnern im Kontext ihrer Problemlösungen hilfreich sind. Der Dialog rund um solche Personen und die mit ihnen verbundene Kompetenz ist eine gute Gelegenheit zur Einübung erwünschter Fähigkeiten.

In einem Paargespräch stand die Sehnsucht des männlichen Partners nach größerer Gelassenheit im Mittelpunkt – sie könnte ihm helfen, die hohe partnerschaftliche Konfliktspannung zu reduzieren.

Vor dem Hintergrund seines Genogramms wurde deutlich, dass sein jähes Aufbrausen die Fortsetzung einer langen männlichen Familientradition darstellte.

Im Lauf des Gesprächs gelang es ihm allerdings, auch eine »herkunftsfamiliäre Ausnahme« in Form eines Onkels, der mit dieser Tradition gebrochen hatte und in einer befriedigenden Paarbeziehung lebte, zu identifizieren.

Wir verweilten lange bei diesem Unterschied bezüglich »männlicher Gelassenheit«: Wie zeigte er sich? Mit welchen Werten und Überzeugungen war er verknüpft? Mit welcher Lebens- und Beziehungsphilosophie ging er einher? Welche Implikationen hatte er? Wie hatte sich dieser Onkel »männliche Gelassenheit« angeeignet? Welche Widerstände hatte er dabei überwinden müssen? Was verband den Partner gerade mit diesem Onkel? Was an seiner Haltung und Sichtweise schien ihm auf seine eigene Lebens- und Beziehungssituation übertragbar? Wie konnte seine Frau ihn bei seiner Einübung in Gelassenheit unterstützen?

Therapeutische Hausaufgaben

Im Kontext von Paartherapie erfüllen therapeutische Hausaufgaben mehrfache Funktionen: Sie sollten Unterschiede vorbereiten und zugänglich machen – etwa in Vorbereitung eines geplanten Stundenthemas – oder in einer Therapiestunde eingeführte Unterschiede vertiefen und in den Alltag transferieren.

Partner können eine gemeinsame Hausaufgabe oder eine jeweils individuelle, die zumeist mit jener des Partners verschränkt ist, erhalten. Hausaufgaben sollen auf die Motivationslage der Partner abgestimmt werden (vgl. de Shazer 1985), sie können unter Umständen mit einer Warnung vor zu rascher Veränderung, mit der Vorhersage von möglichen »Rückfällen« und anderem einhergehen.

Beobachtungsaufgaben

Hilfreiche Paartherapie realisiert sich in hohem Maß in der Lenkung von Aufmerksamkeit. Beobachtungsaufgaben ermöglichen das Einüben eines »schärferen Blicks« – wie genau realisieren sich Problem- oder Lösungserfahrungen? –, eines »weiteren Blicks« – welche Zusammenhänge bestehen rund um Problem- wie Lösungserfahrungen? –, eines »liebevolleren Blicks« – welches sind übersehene positive Aspekte des jeweils anderen, worin bestehen seine positiven Beiträge zur Beziehung? Usw.

Prognoseaufgaben

In Prognoseaufgaben werden Partner gebeten, die Wahrscheinlichkeit von alternativem interaktionellem Verhalten vorherzusagen. Damit wird im guten Fall eine kausal-lineare Logik, in deren Kontext sich Partner als durch den jeweils anderen determiniert denken, durchbrochen und eine Erfahrung der Selbstwirksamkeit forciert. Als zeitlicher Kontext kann eine spezifische Situation dienen – etwa eine sich anbahnende Konfliktsituation, ein Tag im Leben, eine Woche, die Zeit bis zum nächsten Therapiegespräch …

Prognoseaufgaben sind mit Evaluationsprozessen verbunden – mit einem Innehalten, in dessen Kontext Partner überprüfen, in welchem Ausmaß ein Verwirklichen von Unterschieden gelungen ist.

Reflexionsaufgaben

Hausaufgaben können der Reflexion folgender Themen dienen: Was tun die Partner, um Problemzustände zu generieren? Wie tragen sie zu Lösungserfahrungen bei? Welche ihrer Handlungen und Fähigkeiten unterstützen Lösungszustände? Aus welchen biografischen Quellen stammen spezifische Fähigkeiten der Partner? Welche Menschen haben zur Ausbildung dieser Fähigkeiten beigetragen? Was begründete die ursprüngliche Attraktion der Partner? Wie gelangen frühere Problemlösungen? Usf.

Handlungsaufgaben

Handlungsaufgaben im Kontext von Paartherapie können die Form eines einmaligen Experiments, eines »So tun, als ob«, eines »Mehr desselben«, eines »Do something different«, einer (ritualisierten) Musterunterbrechung, eines »Geheimtags«, eines *»ordeals«*, einer gelebten Metapher, eines Alltagsrituals u. a. annehmen.

Vielfach entspricht ihre Rahmung jener des »Verhaltensaustausches« (vgl. Bodenmann 2002, S. 108).

Experimente sind einmalige, in spezifischen Kontexten angesiedelte Erprobungen alternativer FDV-Muster. Wie andere Hausaufgaben sind sie mit der Aufforderung verknüpft, die möglichen Auswirkungen eines Experiments auf die Person der Partner, die gemeinsame Beziehung und/oder die Beziehung zu wichtigen sozialen anderen zu beobachten.

Bei einer Hausaufgabe des »So tun, als ob« werden beide Partner gebeten, etwa in einem Stresskontext, der normalerweise in eine Eskalation des Streits mündet, so zu tun, als ob sie ruhig und gelassen reagieren würden, auch wenn dies in keiner Weise der inneren Erfahrung entspricht. »So tun, als ob« impliziert den Vorrang willkürlicher über unwillkürliche Handlungssteuerung bzw. die Vorstellung eines mit Selbstwirksamkeit assoziierten narrativen Selbst.

Im Kontext von Aufgaben, die einer Logik des »Mehr desselben« folgen, werden Partner gebeten, jene Handlungen fortzusetzen bzw. zu intensivieren, die sich bereits in der Vergangenheit als funktional im Sinne ihrer Zielsetzungen erwiesen haben – etwa die Nutzung produktiver gemeinsamer wie autonomer Strategien der Stressregulation, deeskalierender Strategien und/oder verbindender Alltagsrituale.

Bei »Do-something-different«-Aufgaben werden Partner angeregt, Handlungen zu unterlassen, die sich als nicht hilfreich im Sinne ihrer Zielsetzungen erweisen.

Im Gegensatz zum einmaligen Experiment stellen ritualisierte Musterunterbrechungen Anregungen zu einer wiederholten Aktualisierung erwünschter FDV-Muster dar. Die Häufigkeit einer Alternative kann vorneweg festgelegt werden – etwa mittels der Anregung, ein Partner möge der Kritik des anderen in den ersten drei Tagen der Woche in gewohnter Weise begegnen, in den folgenden drei Tagen sollte er Erfahrungen mit einer Alternative sammeln (am siebten Tag sollte er frei wählen oder »ganz etwas anderes tun«). Die Verschreibung einer Musterunterbrechung kann auch an einen Zufallsparameter gebunden sein – etwa an das Ergebnis eines Münzwurfs, an die Augenzahl eines Würfels oder anderes.

Ein junges Paar erzählte von seiner Belastung, die dadurch entstand, dass die Frau spätabends vor dem Zubettgehen häufig einen »Streit vom Zaun brach«: Es kam regelmäßig zu langen Diskussionen, die aber – so ihre gemeinsame Beschreibung – nach etwa zwei Stunden immer in eine Klärung offener Fragen, in eine Annäherung und Versöhnung mündeten.

Ihr Ritual hatte seinen Preis: Ihnen fehlte der Schlaf, sodass sie tagsüber oft gereizt reagierten – ihre im Lauf des Tages »angesammelte Spannung« entlud sich in ihren spätabendlichen Streitgesprächen.

Unser Gespräch fokussierte die Frage, wie es ihnen gelang, trotz ihrer Müdigkeit immer wieder eine Versöhnung und Annäherung zuwege zu bringen; der Interpretation ihres Streits als »Ritual der Nähe« stimmten beide zu.

So vereinbarten wir ein kleines Experiment: Jeder der beiden würde, sobald es Zeit war, zu Bett zu gehen, insgeheim eine Zaubermünze werfen: Würde der Münzwurf zu dem Ergebnis »Zahl« führen, würde sie wie gewohnt einen »Streit vom Zaun brechen« und er diese ihre »Einladung« zum Streit »annehmen«.

Würde sie »Zahl«, er aber »Kopf« werfen, so sollte sie versuchen, einen Streit zu initiieren, er aber dieser »Einladung« nicht folgen; sollte sie »Kopf«, er aber »Zahl« werfen, sollte er es sein, der einen Streit initiierte, sie aber seiner »Einladung« nicht folgen.

Wäre das Ergebnis des Münzwurfs bei beiden »Kopf«, sollten sie das Ritual des Streits »überspringen« und sofort bei ihrer Annäherung anknüpfen.

Das Experiment erwies sich – zusammen mit anderen Anregungen – als hilfreich: Nach wenigen Tagen ließen sie die Münze beiseite. Ihre notwendigen Diskussionen und Klärungsgespräche verlagerten sich auf andere Zeiten.

Zu musterunterbrechenden Verschreibungen zählt unter anderem die »structured fight task« (de Shazer 1994, pers. Mitt.), mit der Partner gebeten werden, eskalierende Diskussionen nach jeweils fünf Minuten zu unterbrechen und sie erst nach einer fünfminütigen »Kampfpause« für weitere fünf Minuten wieder aufzugreifen usf.

Andere musterunterbrechende Verschreibungen betreffen etwa den Ort eines Streits, seine Dauer, die Choreografie der Beiträge u. a.

Im Kontext von »Geheimaufgaben« werden beide Partner gebetene, ein erwünschtes Coping – etwa das Zeigen von Verständnis – an einem oder zwei von ihnen festgelegten Wochentagen regelmäßig und unangekündigt zu realisieren. Die Aufgabe besteht in diesem Zusammenhang darin, mittels genauer Beobachtung zu entdecken, welche Geheimtage der jeweils andere Partner gewählt hat; umgekehrt soll derjenige, der die Alternative realisiert, dem anderen die Entdeckung seiner Geheimtage so schwer wie möglich machen.

Therapeutische *ordeals* gründen in der Prämisse, dass (verstärkte) negative Konsequenzen, die an die Aktualisierung dysfunktionalen partnerschaftlichen Verhaltens geknüpft sind, deren Ausführung langfristig hemmen. *Ordeals* setzen eine hohe Veränderungsmotivation und Kooperation von Partnern voraus.

So schlug ich einem Paar, das darunter litt, dass die Partnerin in Diskussionen über die gerechte Aufgabenverteilung im Haushalt ihren Mann massiv abwertete, folgende Regelung vor: Würde es beiden gelingen, ihre Diskussionen sachlich und ohne Abwertung zu gestalten, so sollten sie ihre Argumente für die Dauer von fünf Minuten austauschen. Wäre die strittige Frage der Arbeitsaufteilung dann nicht entschieden, sollten sich beide einer Zufallsentscheidung durch einen Münzwurf »unterwerfen«, die bestimmen würde, wer von ihnen recht hätte bzw. wer von beiden die ungeliebte Arbeit durchzuführen hätte. Sollte die Partnerin beginnen, ihn im Verlauf dieser Diskussion abzuwerten, so würde dies die strittige Frage automatisch zu seinen Gunsten entscheiden.

Nach Welter-Enderlin (2007) basiert partnerschaftliches Unglück wesentlich auf einer »dauerhaften polaren Organisation« partnerschaftlicher Rollen: Einer der beiden Partner ist jener, der die notwendige Autonomie der Partner wahrt, der andere ist jener, der die wechselseitige Bindung sicherstellt; ein Partner »verwaltet« die »Nähe«, der andere die »Distanz« des Paares; ein Partner fungiert als Repräsentant des »Gebens«, der andere als jener des »Nehmens« usf.[28]

Nach Welter-Enderlin gründet eine polare Organisation von Rollen in der Delegation von Selbstaspekten seitens der Partner; sie tendiert zur Verfestigung – mag sie auch anfangs zur Attraktion der Partner beitragen, so erweist sie sich auf Dauer als belastend und unbefriedigend, als limitierend und spannungsgeladen: Sie entspricht nicht dem Reichtum der Möglichkeiten der Partner.

Im Kontext von Hausaufgaben, die mit einer Rollenerweiterung bzw. einem Rollenwechsel der Partner verbunden sind, können verfestigte »Arbeitsteilungen« aufgelöst werden – der »schwache Partner« kann so seine Stärke, der »starke Partner« seine Schwäche, der »spontane« seine Überlegtheit und der »überlegende« seine Spontaneität wiederentdecken und reinternalisieren.

Paare kleiden ihre Problemerfahrungen häufig in metaphorische Beschreibungen: Metaphorische Problembeschreibungen eröffnen nicht nur den Zugang zu metaphorischen Lösungsbeschreibungen, sie ermöglich auch die Konstruktion von »gelebten Metaphern«, in welchen Partner beim »Wort genommen« werden können; Partner können gebeten werden, eine reale Kluft – etwa ein Bachtal – gemeinsam zu überwinden, eine reale (trennende) Mauer zu überklettern, einen Fluss zu durchschwimmen und anderes. Im guten Fall lässt

28 Die jeweilige »Besetzung« dieser »Rollen« bzw. die jeweilige Form der »Arbeitsteilung« eines Paares entscheidet sich – so Welter-Enderlin – vor dem Hintergrund der individuellen Biografie der Partner und anhand ihrer biografischen Lebensthemen.

sich die gelungene Durchführung als »Beweis« der Lösbarkeit von Problemen wie auch als verbindende abenteuerliche Erfahrung lesen.

Partnerschaftliches Unglück ist in vielen Fällen mit einer Unter- oder Überritualisierung gemeinsamen Lebens verbunden (vgl. Minuchin et al. 1981, S. 44).

Während unterritualisierte Paare nur in geringem Maß über stabilisierende und koordinierende Alltagsrituale verfügen, wird das Leben überritualisierter Paare durch starre Rituale determiniert: Gemeinsames Leben ist hier in hohem Maß vorhersagbar, gleicht sich von Tag zu Tag, Woche zu Woche, Jahr zu Jahr.

Im ersten Fall kann Therapie zur Konstruktion verbindender Alltagsrituale beitragen – etwa in Form eines regelmäßigen Abends, den ein Paar exklusiv für sich reserviert und der einen Unterschied zum sonstigen Leben der Partner eröffnet; im zweiten Fall stellt sich die Aufgabe der Dekonstruktion bzw. Verflüssigung von Alltagsritualen – hier geht es um die Wiedereinführung von Varianz, Überraschung, Abwechslung, oft auch um die Wiedereinführung individuellen Lebens jenseits der gemeinsamen Beziehung.

12 Die Verwandlung von Liebesgeschichten

I watch the western sky,
the sun is sinking,
the geese are flying south,
it sets me thinking.
Sting, »Ghost Story«

Partnerschaftliches Unglück ist zumeist in eine Geschichte der Partner eingebettet, in der sie gemeinsames Leben als karg, lieblos, leer, unverbunden, einengend, belastend, schmerzhaft u. Ä. konnotieren. In dieser Geschichte bleiben Erfahrungen der Verbundenheit, des Glücks, der Fülle marginalisiert.

In dieser dominanten Geschichte konstruieren sich Partner als macht- und wirkungslos in Bezug auf die produktive Gestaltung gemeinsames Leben – sie nehmen sich vorrangig als Opfer und ihr Gegenüber als Täter wahr. Vor dem Hintergrund mangelnder Sinnerfahrung stellen sie die Fortsetzung der gemeinsamen Beziehung zunehmend infrage.

Langsame Paartherapie zielt in diesem Kontext auf eine Transformation der dominanten Geschichte von Partnern; sie ist um das »Neuschreiben einer Liebesgeschichte« (Hudson u. O'Hanlon 1997) bemüht – um das Kreieren einer Liebesgeschichte, die mit Liebe, Macht und Sinn assoziiert ist.

Liebe

Partnerschaftliches Unglück geht damit einher, dass idealisierende Konstruktionen bezüglich der Identität des Partners wie auch der Besonderheit der gemeinsamen Beziehung, die zu Beginn einer Paarbeziehung vorherrschen, aufgelöst und durch vorwiegend kritische, negative Identitätsmarkierungen ersetzt werden. Negative Identitätskonstruktionen bezüglich des Partners bzw. der gemeinsamen Beziehung begründen in der Folge den Verlust bzw. das Abhandenkommen erlebter wie gelebter Liebe. Paartherapie kann sich in diesem Zusammenhang der Vorgehensweisen des »Reauthoring« und »Remembering« bedienen.

Reauthoring Conversations

»Das therapeutische Engagement in Reauthoring Conversations führt dazu, dass sich Identitätsbeschreibungen entwickeln, die den dominanten Geschichten von Klienten widersprechen [...]. Die Neuverhandlung von Identitätsbeschreibungen trägt in bedeutsamer Weise zu einer reichhaltigen Beschreibung der alternativen Geschichten im Leben von Personen bei, und dies ist konstitutiv für neue Handlungsmöglichkeiten« (White 1997, p. 59; Übers.: K. P. G.).

Reauthoring Conversations fokussieren die liebenswerten und attraktiven Eigenschaften der Partner: Worin bestehen sie? Wie kommen sie zum Ausdruck? Auf welche Qualitäten, Stärken und Besonderheiten der Partner verweisen sie? In welchen Augenblicken der Beziehung sind sie zugänglich? Ebenso lässt sich in Reauthoring Conversations erkunden, worin die Einmaligkeit und Besonderheit der Paarbeziehung bestand und besteht.

Remembering Conversations

Im Kontext von »Remembering Conversations« (vgl. White 2007) lässt sich erkunden, was die ursprüngliche Attraktion der Partner bedingte: Wie entstand der »Zauber« der Liebe? Aus welchen Ingredienzien bestand er?

Eine im Zusammenhang mit »verlorener Liebe« von Partnern hilfreiche Metapher ist jene des »unterirdischen Flusses« bzw. der »unterirdischen Strömung« von Liebe: Im Kontext partnerschaftlichen Unglücks wird Liebe nicht als fehlend, abwesend, verloren gedacht, sondern als Fluss mit unterirdischem Verlauf, der das gemeinsame Leben eines Paares nach wie vor trägt, auch wenn er im Augenblick oder seit längerer Zeit nicht sichtbar, hörbar, fühlbar ist.

Sein Vorhandensein lässt sich möglicherweise nur aus kleinen Anzeichen erschließen – aus kurzen Augenblicken partnerschaftlicher Verbundenheit, aus Selbstverständlichem im Kontext gemeinsamen Lebens, aus kurzen Erfahrungen der Empathie, aus Momenten des Begehrens, aus Erfahrungen der Loyalität, aus der Bereitschaft, gemeinsame Therapie auf sich zu nehmen, um das gemeinsame Unglück zu verwandeln, usf.

Im Zusammenhang mit der Metaphorik dieses unterirdischen Flusses erweisen sich therapeutische Fokussierungsanregungen als hilfreich – sei es im Hier und Jetzt des Therapiedialogs (»Ist jetzt ein Augenblick, in dem Sie mit Ihrer Liebe füreinander in Verbindung sind?«), sei es in Form von Hausaufgaben, die ein Wahrnehmen von Liebe bzw. Verbundenheit im Kontext gemeinsamer Beziehung zum Gegenstand haben.

Liebe ist eine sinnliche Erfahrung – sie lebt davon, dass Partner sie einander sinnlich zugänglich machen, sei es in Form des verbalen Ausdrucks, sei es in Form einer Berührung, einer Umarmung, einer Geste, eines Blicks, einer Handlung, eines Geschenks oder von anderem. Damit der unterirdische Fluss bzw. die unterirdische Strömung wieder an die Oberfläche steigen kann, bedarf es eines Mediums, das der Partner auch wahrnehmen und als Liebe erkennen kann. Das »Irdischwerden« von Liebe verwirklicht sich – so Fromm (2003) – in einer »Tätigkeit« bzw. einer »Kunst des Liebens«.

Macht

Im Kontext partnerschaftlichen Unglücks konstruieren Partner in vielen Fällen das eigene Selbst als »Problemopfer« bzw. als »Opfer« des jeweils anderen und ihr Gegenüber als »Täter«; sie schreiben sich fehlende oder geringe Selbstwirksamkeit zu – nichts, was sie tun oder lassen, scheint einen Einfluss auf die Qualität gemeinsamen Lebens zu haben oder zu einer Verbesserung der partnerschaftlichen Zufriedenheit zu führen. Die dominante Geschichte spiegelt Erfahrungen einer »learned helplessness« (vgl. Seligman 1995), was auch in der erhöhten Depressionsrate von Partnern im Kontext unglücklicher Partnerschaft zum Ausdruck kommt.

Partner, die partnerschaftliches Leben unter einem Blickwinkel von Macht bzw. Selbstwirksamkeit lesen, können hingegen eigene dysfunktionale FDV-Muster hemmen und absichtsvoll Alternativen aktualisieren.

Fragen zu Problem- und Lösungstäterschaft

Eine hilfreiche Möglichkeit dafür, »Problemopferschaft« zu dekonstruieren, wurde von Retzer entwickelt (vgl. Retzer 2002). Der erste Schritt besteht in der Einführung von »Lösungsopferschaft« mittels der »Wunderfrage«: Hierbei werden beide Partner gebeten, Zeichen und Auswirkungen eines über Nacht erfolgten Wunders (eigener) Veränderung zu visualisieren und zu beschreiben – unter Umständen lässt sich dieses »Wunder« in einer imaginierten Kristallkugel sehen, die eine »gute Zukunft« zeigt; oder dieses »Wunder« lässt sich in

Form einer Filmszene auf einer als Leinwand gedachten Wand des Therapiezimmers gemeinsam betrachten.

In einem zweiten Schritt kann das Therapiesystem im Sinne der Konstruktion von »Problemtäterschaft« erkunden, wie die Partner dazu beitragen könnten, dass das imaginierte Wunder bzw. eine gefundene Lösung wieder verloren gehen könnte: Welche äußeren Umstände könnten hierzu beitragen? Welches Fühlen, Denken und Verhalten der Partner würde dazu führen? An dieser Stelle wird Partnern in vielen Fällen deutlich, dass und wie sie partnerschaftliches Unglück mitgenerieren bzw. dass sie Koautoren der gemeinsamen Paarbeziehung sind.

Nützt die Konstruktion von »Problemtäterschaft« die »positive Kraft des negativen Denkens« (Retzer 2004, pers. Mitt.), so besteht der dritte Schritt in der Konstruktion von »Lösungstäterschaft«: Hier wird erkundet, mittels welcher FDV-Muster Partner befriedigendes partnerschaftliches Leben generieren können.

Sinn

Partnerschaftliches Unglück ist mit einem Verlust von Sinn und Kohärenz bezüglich der gemeinsamen Beziehungsbiografie verwoben: Im Kontext einer schweren partnerschaftlichen Krise erscheinen all die investierte Kraft, Zeit und Mühe umsonst, alles gemeinsam Aufgebaute wirkt nichtig, gewohnte Sinnzusammenhänge rund um gemeinsames Leben scheinen aufgehoben.

In vielen Fällen stellt ein Reframing partnerschaftlicher Krisen als »Häutung« bzw. Verwandlung einer Paarbeziehung im Kontext eines lebenszyklischen Übergangs eine hilfreiche Sinnkonstruktion dar: Die Krise wird als Hinweis auf eine erforderliche Neugestaltung der Beziehung, eine Neuausrichtung von Rollen und Identitäten der Partner im Kontext verwandelter Lebensumstände gelesen: Wie jede andere »Häutung« birgt sie Belastung, Schmerz, Trauer um Vergangenes in sich; wie jede andere »Häutung« eröffnet sie neue Möglichkeiten.

Teil IV: Spezifische Themenstellungen

Themenspezifische Perspektivität

Für das Entstehen von Lösungen – so de Shazer (1989, pers. Mitt.) – sind die Persönlichkeit von Klienten, ihr lebensweltlicher Rahmen und der Therapiekontext entscheidender als die Art und Weise ihrer Problemthematik; wirksame (Paar-)Therapie – so auch Frank und Frank (1991, p. XV) – realisiert sich darin, dass sie mit persönlichen Charakteristiken von Partnern und ihrer Sicht des Problems übereinstimmt oder damit in Übereinstimmung gebracht werden kann.

Diese Beschreibungen korrespondieren mit Ergebnissen therapeutischer Wirkforschung, gemäß denen ein themen- bzw. störungsspezifisches Vorgehen von Therapeuten im Allgemeinen nicht mit einer erhöhten Wirksamkeit von Therapie korreliert (vgl. Bein et al. 1997).

Gegen eine themen- bzw. störungsspezifische Perspektive spricht, dass sie den Fokus therapeutischer Systeme einengt und die Gefahr der Entpersonalisierung von Klienten in sich birgt: Statt konkreter Individuen verkörpern Partner dann »Fälle von ...«. Dies wird weder ihrer persönlichen Einzigartigkeit noch der Unterschiedlichkeit ihres Erlebens, ihrer Bedeutungsgebung und ihrer Problemlösungsstrategien selbst im Kontext geteilter Problemthematik gerecht:

> »Jede konzeptionelle Ausrichtung des therapeutischen Vorgehens an bestimmten Gruppen [...] läuft auf eine gewisse Typologisierung hinaus. Diesem oder jenem Störungstyp werden bestimmte Klassen von Interventionen zugeordnet. Eine solche Konzeptionalisierung der therapeutischen Praxis, die systematisch bestimmten Störungsgruppen Rechnung trägt, führt, wenn auch nur tendenziell, zu einer gewissen Schematisierung des therapeutischen Vorgehens. Zumindest ist mit der konsequenten Planung des therapeutischen Vorgehens die Gefahr einer solchen Schematisierung verbunden« (Finke u. Teusch 2002, S. 152).

Dennoch erweisen sich thematisch abgestimmte Therapiechoreografien und Vorgehensweisen in manchen Feldern der Paartherapie als hilfreich – sei es, weil sie Therapeuten wie Paaren einen erweiterten Verstehenszugang erschließen, sei es, weil sie die Handlungssicherheit von Therapeuten erhöhen. Vor diesem Hintergrund werden im Folgenden therapeutische Vorgehensweisen beschrieben, die sich im

Kontext von sexuellen Problemstellungen, von partnerschaftlicher Gewalt und partnerschaftlicher Untreue bewährt haben. Hierbei gilt allerdings, dass einer klienten- bzw. systemzentrierten Perspektive immer Vorrang vor einer themenspezifischen Perspektive zukommt (vgl. Wagner 2004).

13 Partnerschaft und sexuelles Unglück

Go lightly from the ledge, babe,
go lightly on the ground.
I'm not the one you want, babe,
I will only let you down.
Bob Dylan, »It Ain't Me, Babe«

Sexuelle Probleme von Partnern – seltene Lust auf Sexualität, das Problem, erregt zu werden, Orgasmusprobleme wie auch Schmerzen beim Geschlechtsverkehr u. a. – sind in vielen Fällen »mehr oder weniger alltäglicher Bestandteil eines ansonsten lebendigen und befriedigenden Sexuallebens« (Matthiesen u. Hauch 2004, S. 143).

Sexuelle Interaktionen von Partnern unterliegen den gleichen Schwankungen wie andere Interaktionen auch: Sie gelingen und misslingen.

Sexualität ist eingebettet in biografische Erfahrungen der Partner, in physiologische Kontexte, in gesellschaftliche Diskurse und Rahmenbedingungen. Sexualität wandelt sich mit den biopsychosozialen Kontexten des Lebens von Partnern – ihre Entwicklung korrespondiert mit den Verwandlungen partnerschaftlicher Interaktion sowie den Verwandlungen der Selbstbeziehung der Partner.

Wie andere Bereiche unseres Lebens reagiert unsere Sexualität auf negative biografische Erfahrungen, auf Traumatisierung, auf Restriktion wie auf überfordernde Liberalität im Kontext individueller Sozialisation, auf gute wie schlechte sexuelle Erfahrungen; sie reagiert auf Stress und (sexuelle) Gewalt; sie reagiert auf unsere Lebenslagen, auf Krankheit, auf Altern und anderes.

Manchmal ist Sexualität jene Brücke, die ansonsten entfernte Partner noch verbindet; und manchmal ist sie jene Kluft, die Partner trennt – durch ihre Monotonie, durch ihr Scheitern oder durch die Unvereinbarkeit sexueller Vorlieben und Praktiken.

Partnerschaftliches Unglück und sexuelles Unglück sind oftmals miteinander verwoben:

> »Bei Paaren, die wegen partnerschaftlicher Konflikte oder sexueller Störungen um Eheberatung nachsuchen, sind die Zusammenhänge zwischen Sexualität und Beziehungsqualität eindeutig: Je nach Studie

> geben zwischen 60 und 75 % der Partner, die um Ehetherapie nachsuchen, auch Konflikte/Unzufriedenheit im sexuellen Bereich an […], ebenso klagen etwa 70 % der Partner, die wegen sexueller Störungen zur Therapie kommen, über Eheprobleme« (Schindler et al. 1998, S. 132).

Etwa zwei Drittel aller Paare, die Therapie in Anspruch nehmen – so auch die Einschätzung Welter-Enderlins (1994, S. 233) –, leiden unter häufigen oder gelegentlichen Appetenzstörungen.

Gemäß Kockott (1988, S. 55) führen funktionelle Sexualstörungen fast immer zu Konflikten in der Partnerschaft; umgekehrt wirken Belastungen in der Partnerschaft zumeist negativ auf die gemeinsame Sexualität, sodass sich häufig ein Circulus vitiosus wechselseitiger negativer Beeinflussung etabliert (vgl. Zimmer 1985, S. 185).

Zumeist ist diese Unzufriedenheit bei Männern größer als bei Frauen – Männer leiden insbesondere unter einer geringen Häufigkeit sexueller Kontakte, unter mangelnder Initiative ihrer Partnerinnen und unter deren zu großer Zurückhaltung in Bezug auf die Erprobung alternativer sexueller Praktiken (vgl. Schindler et al. 1998, S. 133).[29]

Gemäß Schindler et al. (ebd., S. 227) ist die Sexualität des Paares jener Bereich, der zuerst in Mitleidenschaft gezogen wird, wenn eine Beziehung in eine kritische Phase gerät: »Wenn wenig an Zusammengehörigkeit erlebt wird, wird auch keine körperliche Nähe gesucht.« Umgekehrt ist »Zärtlichkeit und Sexualität meist auch der letzte Bereich, der sich bei einer Entspannung in der Beziehung wieder einstellt« (ebd.).

Dies korrespondiert auch mit Ergebnissen paartherapeutischer Wirkforschung: Eine Verbesserung der sexuellen Beziehung von Partnern stellt sich zumeist erst dann ein, wenn die Konfliktdynamik eines Paares an Schärfe verliert, positive Gefühle und Kognitionen reaktiviert werden und Kooperation und wechselseitige Empathie an Bedeutung gewinnen.

Die von Paaren in diesem Zusammenhang am häufigsten genannte Thematik ist die der fehlenden Lust. Sexuelle Appetenzstörungen wurden über lange Zeit hinweg unter dem Blickwinkel des »Unterdrückungsparadigmas« gelesen, gemäß dem sie eine Folge der Beeinträchtigung »vitaler Sexualität« durch internalisierte sexualfeindliche

---

29 Allerdings besteht zwischen der Erfahrung eines sexuellen Problems und der tatsächlichen Bereitschaft, hierfür professionelle Hilfe in Anspruch zu nehmen, nur ein äußerst loser Zusammenhang (vgl. Matthiesen u. Hauch 2004, S. 145).

Normen darstellen. Vor diesem Hintergrund zielte frühe Paar- bzw. Sexualtherapie darauf, dass die »vitale Sexualität« eines Paares wieder befreit werden sollte, indem Ängste der Partner aufgelöst und Sexualität insgesamt normalisiert wird.

In der gegenwärtigen Lesweise sexueller Appetenzstörungen nach Clement (1994, S. 261) bedarf sexuelle Erregung einer Mischung aus Vertrautheit und Fremdheit. Während ein Vorgehen nach dem *sensate focus* – die allmähliche Erkundung des Körpers und der Genitalien des Partners im Spiel mit der Erregung – die dosierte Verwandlung von Fremdem und Angstbesetztem in Vertrautes und Lustbetontes darstellt, erweist sich in vielen Paartherapien die Anregung eines Mehr an (sexueller) Fremdheit als hilfreich, die sich in der Befeuerung der Fantasie der Partner, in einem Experimentieren mit Abweichungen, in einer Entdeckung von Neuem realisiert.

Die Annahme der Monotonisierung als zentraler Kontext von Appetenzstörungen wird durch empirische Studien bestätigt (vgl. Buddenberg et al. 2004, S. 274). Eine Monotonisierung des gemeinsamen Lebens wie auch der sexuellen »Tanzschritte« von Partnern führt zu einem »negative sexual response cycle« (vgl. Schnarch 1997): In der Regel nimmt ein Partner (zumeist der Mann) eine sexuell progressive Position, der andere (zumeist die Frau) eine sexuell regressive Position ein – Welter-Enderlin (1994, S. 242) verdichtet dies in der Formel »Er begehrt – sie lässt begehren.«

> »Das Paar mit Luststörungen hat sich in ein gemeinsames sexuelles Szenario hineinsozialisiert, in dem beide füreinander völlig vorhersehbar sind. Das Bekannte und Vertraute hat das Unbekannte so überwuchert, dass Langeweile eingekehrt ist« (Schweitzer u. von Schlippe 2007, S. 220).

In vielen Fällen tragen zudem aktuelle Erfahrungen von Stress, mangelnder (wechselseitiger) Anerkennung, fehlender Beachtung, Entwertung und gelegentlich auch der Demütigung (vgl. Buddenberg et al. 1994, S. 274) ebenso wie eine negative affektive Beziehungsbiografie der Partner zur Entstehung und Aufrechterhaltung von Appetenzstörungen mit bei: Ein »Minusstand des affektiven Kontos« der Partner überlagert in Form von Asche oder Schutt die frühere Glut eines Paares (Welter-Enderlin 1994, S. 246). Die Freilegung dieser Glut bedarf in diesem Fall der intimen und offenen wechselseitigen Zumutung von »unabgeschlossenen Geschichten« und damit offener Konfliktaustragung (ebd., S. 248).

Vor dem Hintergrund des biopsychosozialen Modells partnerschaftlichen Unglücks bzw. Glücks ist befriedigende Sexualität bzw. ein Wiedererwachen sexueller Lust vorrangig an das Vorhandensein positiver Bedingungen partnerschaftlichen Lebens gebunden.

Sexualität ist dann am ehesten eine mit Liebe, Lust, Freude und Neugierde verbundene Erfahrung, wenn sie unter Bedingungen der Stressfreiheit stattfindet und mit positiven Affekten, Kognitionen und für beide Partner stimmigen Handlungen verknüpft ist.

Die Reduktion von Stressoren – das Schaffen guter Gelegenheiten

Befriedigende Sexualität bedarf insbesondere im Kontext langlebiger Paarbeziehung guter und stressfreier Gelegenheiten – sie braucht Zeit, Störungsfreiheit und zumeist positive wechselseitige Bezogenheit. Umgekehrt steigt mit gegebenen Belastungssituationen das sexuelle Desinteresse von Partnern – dies ist häufig nach der Geburt eines Kindes, nach einer Krankheit, nach Traumatisierung oder anderen belastenden Ereignissen der Fall.

Im Kontext einer Paartherapie, deren Anlass die Verschlechterung der Beziehung nach dem Tod eines Kindes war, bildete das Fehlen gemeinsamer Sexualität einen der thematischen Schwerpunkte. Die Partner hatten ihre sexuellen Begegnungen eingestellt, es gab keinerlei Berührung oder körperliche Zärtlichkeit mehr. Wir redeten darüber, wie es zu diesem Stillstand gekommen war und wodurch sie ihn aufrechterhielten. Im Lauf unseres Gesprächs wurde deutlich, dass sie auch früher – vor dem Trauma des Verlusts – in ähnlicher Weise auf schwere Belastungsereignisse reagiert hatten, dann aber ihre sexuelle Beziehung rascher wieder aufgenommen hatten.

Wie und auf welche Weise war ihnen das gelungen? Wie sich zeigte, war ihnen hierbei ein Ritual hilfreich gewesen, das sie als »Bettenmachen« titulierten: Im Kontext ihres Familienlebens (das Paar hatte neben dem verstorbenen Sohn noch zwei weitere Kinder) war es üblich, dass sie ihre Hausarbeiten gemeinsam am Samstagvormittag erledigten, während die Kinder bei den Großeltern oder bei Freunden waren; hierzu gehörte, dass sie ihre Bettbezüge wechselten, was zumeist der Anlass und die Einleitung für ihre sexuelle Begegnung dargestellt hatte.

Mit dem Tod ihres Sohnes hatten sich auch die Rituale des Paares verändert – zumeist erledigte die Partnerin die hauswirtschaftlichen Arbeiten allein, während er sich nun den beiden Kindern widmete, sodass sich für beide keine Gelegenheit sexueller Intimität bot. Unser Gespräch endete mit der Idee, zu ihren früher bewährten Ritualen zurückzukehren – das Paar entschloss sich, seine samstägliche Hausarbeit wieder gemeinsam zu erledigen, während die Kinder außer Haus waren.

Die Transformation dominanter Affekte

»Die Liebe« – so eine Klientin im Zug eines paartherapeutischen Gesprächs – »ist bei mir längst verschwunden. Wo aber keine Liebe ist, ist auch keine Lust.« Dieses Motiv der fehlenden Lust stellte die Eintrittskarte des Paares für paartherapeutische Gespräche dar.

Wir redeten darüber, welche Ereignisse und Erfahrungen der Partner die Liebe hatten schwinden lassen – im Gegensatz zu ihrer Liebe hatte seine Liebe weniger Schaden erfahren; Gleiches galt für seine Lust.

Was war bei ihr an die Stelle von Liebe und Lust getreten? Es war eine Mischung aus Gewohnheit, Gleichgültigkeit, Ärger und Gekränktheit.

Beide waren damit einverstanden, ihre gegenwärtige »innere Gefühlswelt« in Form einer skulpturierenden Darstellung mittels eines Stuhls, der ihr jeweiliges »inneres Selbst« verdeutlichte, und Gegenständen, die einzelne Gefühle symbolisierten, im Raum zu veranschaulichen. Wir vereinbarten, dass wir die gegebene Therapiestunde ihrer »Welt«, die darauffolgende Sitzung seiner »Welt« widmen würden.

Die Partnerin positionierte einen Stuhl für ihr Selbst in der Mitte des Therapieraums. Nahe ihrem Selbst platzierte sie jeweils ein Symbol für »Langeweile« und »Gleichgültigkeit«, etwas weiter von ihrem Selbst entfernt stellte sie Symbole für »Ärger« und »Gekränktheit« auf. Ich ersuchte sie, auch ihre »verschwundenen« Gefühle in ihre Darstellung mit einzubeziehen – sie wählte kleine Gegenstände, die weit hinter dem Stuhl des Selbst entlang der Wand des Therapieraums positioniert wurden.

Ich bat sie, die Stimmigkeit ihrer Darstellung dadurch zu prüfen, dass sie auf dem Stuhl, der ihr Selbst darstellte, Platz nahm – in der

Folge rückte sie die »Gleichgültigkeit« ebenso wie den »Ärger« noch näher zu sich.

Sie beschrieb, welche seitens ihres Mannes erlittenen Kränkungen und Verletzungen zu der für sie gegebenen Konstellation geführt hatten und welche Dynamik ihres gemeinsamen Lebens sie aufrechterhielt.

Nun wendete sich unser Gespräch einem möglichen Wunder zu: Angenommen, es gäbe eine unerwartete Heilung für all das, was ihr widerfahren war ... angenommen, sie und ihr Partner würden eine solche Heilung aller Unwahrscheinlichkeit zum Trotz auf wundersamen Weise zustande bringen, wie würde sich ihre Gefühlswelt dann verändern?

Sie zögerte, aber es gelang ihr, einen möglichen Unterschied darzustellen: Sie veränderte die Position wie auch die Größe einzelner »Gefühle« vermittels des Auswechselns und Verrückens der Symbole; sie schied »Langeweile« wie »Gleichgültigkeit« aus und führte stattdessen ein Gefühl der »Freundschaft« sowie der »Achtung« ein; die zuvor weit vom Selbst entfernt positionierten Gefühle »Liebe« und »Lust« rückten in das Blickfeld ihres »Selbst«.

Beide – sie als Erzählerin des Unterschieds, er als Zuhörer – wirkten berührt; so beendeten wir die Therapiesitzung ohne weitere Anregung.

Die Transformation von Kognitionen

Sexuelle Lustlosigkeit wird in vielen Fällen durch innere Monologe der Partner, die sexuelle wie persönliche Defizite des Partners und/oder der eigenen Person – etwa jene der mangelnden körperlichen Attraktivität – zum Gegenstand haben, mit aufrechterhalten. Im Kontext einer (zunehmenden) Problemtrance wandelt sich Sexualität zu einer lästigen Pflicht, Belastung oder Anstrengung, und/oder sie verliert jenes Strahlen, das ihr ursprünglich innewohnte.

Hilfreiche Therapie kann sich hier im (Re-)Konstruieren von »befeuernden Geschichten« realisieren.

Ein älteres Ehepaar erzählte, dass seine sexuelle Begegnung zwar nach wie vor »funktioniere«, jedoch zunehmend seine Schönheit eingebüßt habe – der Geschlechtsverkehr entwickle sich zunehmend zu einem Ritual, das damit verbundene Hochgefühl verflache und verliere sich rascher als früher.

Wir erkundeten, wie es zu dieser Veränderung gekommen war: Wie sich herausstellte, war sie mit der vor einem Jahr eingetreten

Veränderung ihrer Lebensumstände verbunden. Ein beruflicher Aufstieg des Mannes hatte zur Folge, dass seine Aufmerksamkeit für ihre gemeinsame Beziehung abnahm, was sich – so die Erfahrung beider – auch in der Veränderung ihres sexuellen Vorspiels ausdrückte: Er war abwesender und wollte »möglichst rasch zur Sache kommen«. Ebenso war ihr sexuelles Nachspiel durch seine mangelnde Präsenz beeinträchtigt – hatten sie früher nach dem Sex noch eine halbe Stunde beieinandergelegen, so wendete er sich nun binnen weniger Minuten wieder seiner Arbeit zu.

Im Lauf unseres Dialogs entstand eine metaphorische Beschreibung ihrer Erfahrung – sie konnten den »Hauptgang« des »Menüs« deswegen weniger genießen, weil sie sowohl die »Vor-« wie »Nachspeise« weniger achtsam zubereiteten und auskosteten.

In diesem Kontext bot ich ihnen eine parallele Tranceübung an, deren zentraler Inhalt die Vorstellung eines dreigängigen Fünf-Sterne-Menüs darstellte, zu dem jeder Partner seine ideale Vor-, Haupt- und Nachspeise imaginierte.

Nach der Reorientierungsphase bat ich sie, ihre jeweiligen Imaginationen nicht miteinander auszutauschen, sie aber in ihre nächste sexuelle Begegnung einfließen zu lassen.

Ihre Erfahrung – so zeigte das nachfolgende Therapiegespräch – war ein gute. Nicht nur, dass ihre Speisefolge an Würze und Geschmack gewonnen hatte, der Mann hatte auch begonnen, sich von seiner Arbeit stärker zu distanzieren und der gemeinsamen Beziehung vermehrte Aufmerksamkeit zu widmen.

Eine »Befeuerung« positiver Geschichten rund um Sexualität steht auch im Mittelpunkt einer von Yaffe und Fenwick (1997a, b) unter dem Begriff »Selbstöffnung« entwickelten Vorgehensweise: Sie empfehlen Klienten den Kauf eines Buchs über Sexualität, wobei ein Partner ein erstes Kapitel liest und die hierbei für ihn interessanten oder besprechenswerten Passagen unterstreicht; der andere Partner liest das auf diese Weise vormarkierte Kapitel und streicht seinerseits für ihn Wesentliches an – in der Folge liest der andere Partner die markierten Stellen, und sie tauschen ihre diesbezüglichen Gedanken, Wünsche, Sehnsüchte im gemeinsamen Gespräch aus.

Einer ähnlichen Zielsetzung dient ein »Tagebuch der erotischen Fantasien«: Hier wird ein Paar gebeten, ein gemeinsames Tagebuch zu führen, in dem beide Partner festhalten, was ihnen im Lauf eines Tages an ihrem Gegenüber attraktiv erscheint und welche Fantasien und Sehnsüchte damit im Zusammenhang entstehen; die Partner werden gebeten, ihre Aufzeichnungen am Ende des Tages gemeinsamen durchzulesen.

Auf eine Befeuerung von sexuellen Kognitionen zielt auch das von Clement (2002) entwickelte Vorgehen des »idealen sexuellen Szenarios« ab, das sich in der Formulierung Schweitzers und von Schlippes (2006, S. 224) wie folgt liest:

> »Stellen Sie sich vor, Sie dürften ganz egoistisch sein und müssten auf die Bedürfnisse ihres Partners keine Rücksicht nehmen. Welchen Ablauf einer für Ihre Bedürfnisse idealen sexuellen Begegnung würden Sie am liebsten in die Tat umsetzen? Schreiben Sie auf, mit wem in welcher Situation Sie was am liebsten tun würden. Es geht nicht um Ihre Gefühle, sondern um Ihre Handlungen. Wenn Sie es aufgeschrieben haben, verschließen Sie es in einem Umschlag und bringen es zur nächsten Sitzung mit. Zeigen Sie Ihrer Frau nicht, was Sie aufgeschrieben haben. Ob Sie den Umschlag in der nächsten Sitzung öffnen oder nicht, liegt in Ihrer Entscheidung.«

Parallel wird der andere Partner ersucht, sich auszumalen, worin die Vorstellung eines idealen Szenarios seines Partners bestehen könnte.[30]

Die Transformation von Coping

Ist sexuelles Unglück an eine fixierte sexuell progressive und sexuell regressive Position von Partnern gebunden, so kann ein Paar gebeten werden, eine zeitlich limitierte Rollenumkehr zu praktizieren und damit verbundene Auswirkungen auf ihre Beziehung und ihr Selbst zu beobachten: Hierbei wird der bislang initiative Partner gebeten, Annäherung einfach geschehen zu lassen und nicht den ersten Schritt zu tun, während der bislang zurückhaltende Partner erproben soll, seinen Impulsen zu folgen und sexuelle Initiative zu übernehmen.

In vielen Fällen sind es unter anderem die Lösungsversuche von Partnern, die sexuelles Unglück aufrechterhalten. Häufige dysfunktionale Lösungsversuche sind die Vermeidung von Intimität und Sexualität – in der Absicht, nicht erneut frustrierende Erfahrungen zu machen –, Diskurse rund um unbefriedigende Sexualität, die mit

30 Von (älteren) Klienten kann dieses Vorgehen allerdings auch als Tabu- und Intimitätsverletzung seitens des Partners wie auch seitens des Therapeuten erlebt werden: Ist der *talk about sex* in hohem Maß mit Scham verbunden, so erzeugt dieser Dialog eine Zunahme an Stress, insbesondere wenn Partner glauben, den sexuellen Erwartungen des anderen nicht entsprechen zu können.

der Zuschreibung von Schuld verbunden sind, wie auch Affären – die Bestätigung eigener »Männlichkeit« bzw. »Weiblichkeit« im Kontext einer Affäre ist ein Lösungsversuch, der zumeist partnerschaftliches Unglück perpetuiert oder verstärkt.

Im Kontext dysfunktionaler Lösungsversuche erweisen sich musterunterbrechende Interventionen als hilfreich. So berichten Retzer und Simon (1998) von positiven Erfahrungen mit der Verschreibung von regelmäßigem Geschlechtsverkehr bei eingeübtem Vermeidungsverhalten von Partnern. In der Praxis zeigt sich allerdings, dass Partner einer »medizinisch« oder »(trieb)hygienisch« begründeten Verschreibung von (ritualisierter) Sexualität häufig mit fehlender Kooperation begegnen – sie widerspricht der Idee, dass Sexualität spontan und auf der Basis positiver Bindungsgefühle erfolgen soll, und sie übergeht die von Partnern beschriebenen Hindernisse, die ihre sexuelle Abstinenz begründen.

Dem Prinzip einer kleinräumigeren Unterschiedsbildung rund um sexuelles Vermeidungsverhalten von Partnern folgt das von Master und Johnson (1973) unter dem Begriff »sensate focus« entwickelte Sensualitätstraining für Paare: Es gründet in der Prämisse, dass befriedigende Sexualität sich autonom entfaltet, wenn Partner hierfür günstige Bedingungen schaffen. Es umfasst eine Reihe von aufeinanderfolgenden Streichelübungen, die jeweils in den Therapiegesprächen besprochen und von einem Paar zu Hause ausgeführt werden. Gerahmt wird dieses Training durch drei Prämissen: Das Paar soll für einen vorweg vereinbarten Zeitraum keinen Geschlechtsverkehr suchen; die Zärtlichkeiten sollten nicht in einen Orgasmus münden; sexuelle Erregung soll nicht gezielt angestrebt werden – so sie auftritt, sollten Partner sie »hinnehmen« und nicht verbalisieren.

Im Kontext dieser Übungen steht zu Beginn das (Wieder-)Kennenlernen des Körpers des Partners sowie des eigenen Körpers unter Auslassung des Genitalbereichs im Vordergrund, im weiteren Verlauf wird die Genitalregion einbezogen. Die Übungen basieren auf einer zu Beginn eindeutigen Rollenaufteilung (»Spender« und »Empfänger«) bzw. einem festgelegten Rollenwechsel, sie sind auf fünf Minuten limitiert, fokussieren ein Experimentieren anstelle der Erfahrung von Bekanntem bzw. Vertrautem und schließen Feedback zwischen den Partnern in Bezug auf das damit verbundene (positive) Empfinden mit ein.

Die Übungen des »sensate focus« entsprechen einer »systematischen Approximation [...], bei der die sexuelle Verhaltenskette in Angstfreiheit und ohne Leistungsdruck neu aufgebaut wird« (Schindler et al., 1998, S. 230); sie stellen zugleich eine Form der Paradoxie dar, da Paare dazu tendieren, das zu Beginn konsensualisierte »Verbot« der sexuellen Begegnung zu umgehen.

Ein kritischer Aspekt dieses Vorgehens ist, dass es vielen Partnern als zu technisch erscheint – in vielen Fällen ist es daher hilfreicher, kleinräumige Ausnahmen und Unterschiede rund um das Vermeidungsverhalten von Partnern zu (re)konstruieren und/oder kleine »Wunder« der intimen Annäherung zu imaginieren und zu bahnen.

14 Paartherapie im Kontext von Gewalt

Well, I'd rather see you dead, little girl,
than to be with another man.
Lennon/McCartney, »Run For Your Life«

Etwa 20 % aller in heterosexuellen Beziehungen lebenden Partner sind Opfer von körperlicher und/oder sexueller partnerschaftlicher Gewalt. Zu etwa 90 % sind die Opfer weiblich, zu 10 % männlich.[31] Die relative Zahl männlicher Opfer nimmt in den letzten Jahren insbesondere bei weniger gravierenden Formen partnerschaftlicher Gewalt deutlich zu (vgl. Gemünden 1996).

Partnerschaftliche Gewalt umfasst körperliche Gewalt (Schlagen, Stoßen, Schütteln, Beißen, Würgen u. a.), sexuelle Gewalt (Vergewaltigung, sexuelle Nötigung, Zwang zur Prostitution), psychische Gewalt (Drohungen, Nötigung, Nachstellen, Freiheitsberaubung, Demütigung, Einschüchterung, Überwachung von Sozialkontakten) sowie sozial interaktive Formen der Gewalt (Verbot der oder Zwang zur Arbeit, alleiniges Verfügen über das Einkommen usw.).

In fast allen Fällen körperlicher Gewalt kommt es auch zur Ausübung psychischer Gewalt seitens des dominierenden Partners, während umgekehrt psychische Gewalt nicht notwendigerweise in physische Gewalt mündet.

Partnerschaftliche Gewalt kann ein- wie wechselseitig ausgeübt werden.

Partnerschaftliche Gewalt ist zum einen eine Frage der Bedeutungsgebung (Was gilt als alltäglicher kommunikativer Stil eines Paares? Was wird als situative Aggression gewertet? Ist weibliche Gewalt ebenso bedrohlich wie männliche?[32]), zum anderen stellt sie ein kriminelles Delikt mit schwerwiegenden Folgen für betroffene Opfer, mitbetroffene Dritte (Kinder) und (insbesondere im Fall strafrechtlicher Verfolgung) für Täter dar.

31 Der signifikante Männerüberhang bei Tätern sowie der signifikante Frauenüberhang bei Opfern ist zum Teil auch Ausdruck eines unterschiedlichen Anzeigeverhaltens von männlichen und weiblichen Gewaltopfern.

32 »Wenn Frauen gewalttätig werden, dann werden oft Erklärungen gefunden, welche diese Gewalthandlungen als Akt der Selbstverteidigung einordnen oder als einen unkontrollierbaren Ausbruch von Wut, die sich durch das jahrelange Ertragen einer Misshandlungsbeziehung aufgebaut hat« (Flemke a. Allen 2008, zit. nach Kirschenhofer u. Schmidsberger 2010, S. 178).

Außer unter physischen Schäden leiden Opfer vor allem unter Erfahrungen der Angst und Demütigung, unter Depression, psychosomatischen Symptomen und/oder posttraumatischen Belastungsstörungen. Die Beziehung zwischen den Partnern entwickelt sich in Richtung einer zunehmenden Asymmetrie.

Meist tritt körperliche bzw. sexuelle Gewalt bereits zu Beginn einer Paarbeziehung auf – und meist wiederholt und intensiviert sie sich; die zeitlichen Phasen, innerhalb deren keine Gewalt erfolgt, verkürzen sich zunehmend.

Gewalttätiges Verhalten ist in hohem Maß an eskalierende Beziehungskonflikte – insbesondere an das Auftreten von Eifersucht oder die Ankündigung des Partners, die Beziehung verlassen zu wollen – gebunden. Ein zentraler situativer Mitauslöser ist Alkohol- und Drogenkonsum seitens des Täters. Gewalt »lebt« zudem von ihrer Tabuisierung: Indem Opfer wie Täter Gewalterfahrungen sozialen anderen gegenüber verschweigen, tragen sie wesentlich zu ihrer Aufrechterhaltung bei.

Körperliche, psychische oder sexuelle Gewalt stellt eine spezifische Form des Copings dar, das über das Furchtsystem aktiviert wird. Häufig ist sie eine Fortsetzung von selbst erlebter wie auch miterlebter Gewalt in der Herkunftsfamilie des Täters.

Im Rahmen eines gewalttätigen Copings wird mit der Beziehung oder anderen Gegebenheiten assoziierter Hochstress kathartisch abreagiert und zugleich die Dominanz innerhalb der Beziehung zu sichern versucht:

> »In Missbrauchsbeziehungen werden die männlichen Partner gewalttätig, wenn sie spüren, dass sie verwundbar sind, und gewinnen ihre dominierende und kontrollierende Position durch Drohung und Gewalt zurück« (Scheinkman u. Fishbane 2006, S. 157).

Da Gewalt zumeist in eine Unterwerfung des schwächeren Partners mündet, erweist sich gewalttätiges Verhalten als kurzfristig funktional, auch wenn es längerfristig mit zunehmender Wahrscheinlichkeit in einen Bruch der Beziehung bzw. in eine Trennung der Partner mündet.

Therapeutisches Vorgehen

Gewalt – so Kirschenhofer und Schmidsberger (2010, S. 184) – ist eine seltene »Eintrittskarte« für Paartherapien. Dass dem so ist –

dass seitens der Partner von Gewalt nicht oder erst nach mehreren gemeinsamen Gesprächen die Rede ist –, ist eine Folge von Angst und Scham bei sowohl Opfern als auch Tätern. Das Verschweigen von Gewalterfahrungen im Kontext von Paartherapien wird nicht zuletzt durch Unsicherheit von Therapeuten bezüglich dieser Thematik miterzeugt (vgl. ebd., S. 185).

Priorisierung des Therapieziels und eindeutige Verantwortungsübernahme

Teilen Partner im Kontext von Therapie Erfahrungen einmaliger oder wiederholt auftretender Gewalttätigkeit mit, so stellt die Kontrolle dieses Verhaltens bzw. die Wahrung der physischen wie psychischen Sicherheit der betroffenen Partner dasjenige Ziel dar, das anderen Therapiezielen übergeordnet ist. Diese Priorisierung gründet zum einen darin, dass eine Transformation der Paarbeziehung unweigerlich an einen Lebens- und Lernkontext gebunden ist, der frei von Angst und Bedrohung ist: Verwandlungen gedeihen nicht im Kontext von Gewalt oder Druck. Zum anderen gründet sie in therapieethischen Prämissen:

> »Eine adäquate systemische Antwort auf das Problem der Gewalt gegen Frauen muss nicht nur ein Verständnis für die rekursive und interdependente Beziehung zwischen dem gewalttätigen Mann und der geschlagenen Frau beinhalten, sondern auch eine eindeutige ethische Position der absoluten Verantwortung des gewalttätigen Mannes für sein Verhalten« (Rampage 1995, p. 267; Übers.: K. P. G.)

Gleiches gilt für weibliche Täter und männliche Opfer.

Schaffen einer eindeutigen Problemdefinition

Die Transformation gewalttätigen Verhaltens setzt eine eindeutige Problemdefinition voraus: Dies impliziert die Klärung, wie häufig, intensiv und in welcher Form Misshandlungen oder andere Formen der Gewalt erfolgen und mit welchen Auftrittsbedingungen wie auch physischen wie psychischen Schädigungen und Folgen sie verbunden sind.

Entwickeln einer Sicherheitsvereinbarung

Eine Sicherheitsvereinbarung realisiert sich in Form einer eindeutigen, unter Umständen auch schriftlich verfassten Zusage seitens des gewalttätigen Partners, in Zukunft dem Partner keinerlei Gewalt zu-

zufügen und stattdessen ein alternatives Bewältigungsverhalten (etwa in Form eines Time-out) rund um gegebene Konflikte zu realisieren.

Der Sicherheitserklärung des gewalttätigen Partners entspricht die Sicherheitserklärung des misshandelten Partners – er deklariert, dass er ein erneutes gewalttätiges Verhalten seitens des Partners nicht mehr hinnehmen wird und dass die Missachtung seiner Sicherheit mit festgelegten Konsequenzen verknüpft ist. Diese können in einer Anzeige, in der Veröffentlichung Verwandten und Freunden gegenüber, in dem Auszug aus der gemeinsamen Wohnung und/oder anderem bestehen.

So erwies sich im Fall eines jungen Paares, das an der Gewalttätigkeit des Mannes zu scheitern drohte, die Vereinbarung der Veröffentlichung seiner Gewalterfahrungen im Kreis seiner wie ihrer Herkunftsfamilie – neben der Absolvierung eines stationären Alkoholentzugs – als hilfreicher Schritt. Diese Veröffentlichung wurde in einer Therapiestunde sorgfältig vorbereitet – ihr Vollzug bewirkte, dass der Mann seitens der Familienmitglieder verstärkt wahrgenommen wurde (was einen hemmenden Effekt auf seine Gewaltbereitschaft hatte), wie auch, dass dem Paar vermehrt Hilfs- und Unterstützungsangebote seitens der Familien beider Partner gemacht wurden (was den gegebenen Stress des Paares im Kontext ihres jungen Elternseins reduzierte).

Etablieren eines Frühwarnsystems

Für beide Partner ist es hilfreich, wenn sie zu einem bereits frühen Zeitpunkt mögliche Indikatoren gewalttätiger Eskalation wahrnehmen bzw. identifizieren. Indikatoren umfassen hierbei sowohl innere (physiologische, affektive, kognitive) wie äußere Anzeichen (Verhaltensindikatoren).

Ein in diesem Zusammenhang zentraler Zugang ist der der Introspektion seitens des potenziell gewalttätigen Partners: Er kann physiologische Parameter wie etwa seinen Blutdruckanstieg, seine beschleunigte Atmung, eine Rötung seiner Haut, seine zunehmende motorische Erregung identifizieren; er kann die Veränderung seiner Affektlage wahrnehmen, etwa indem er aufsteigende Wut oder zunehmenden Zorn körperlich lokalisiert und diesen Affekten Körperzonen von unterschiedlicher Größe oder Färbung zuordnet; er kann skalierende Formen der Unterscheidung seiner Kognitionen und damit auch der Alarmierung nutzen.

Differenzierte Selbstwahrnehmung ist ein zentraler Beitrag dazu, dass Betroffene eine dissoziierte Perspektive in Bezug auf eigenes Fühlen, Denken und Verhalten einnehmen und damit auch Alternativen des Copings wählen können.

Im Sinne der Konstruktion eines Frühwarnsystems lässt sich im gemeinsamen Gespräch erkunden, wie diese Alarmzeichen registriert und unter Umständen auch einander mitgeteilt werden können.

Time-out/Alternativen der Rückregulation

Die Konstruktion eines Frühwarnsystems bietet einen hilfreichen Anknüpfungspunkt für die (Re-)Konstruktion möglicherweise bereits früher utilisierter Möglichkeiten der Rückregulation von Konfliktsituationen bzw. Hochstress: Gibt es Erfahrungen von Handlungsalternativen? Worin bestehen sie? Welche Bedingungen unterstützen ihre Aktualisierung? In welchen Fähigkeiten eines Täters gründen sie? Mit welchen Auswirkungen sind sie verbunden?

Eine andere Alternative ist die der Kokonstruktion von Time-out-Ritualen durch das Therapiesystem: Hierbei wird erkundet, wie der Täter die Wohnung rechtzeitig verlassen kann bzw. wie er gegebene Spannung durch Bewegung – schnelles Gehen, Laufen u. a. – kathartisch abbauen kann. In diesem Zusammenhang wird auch erkundet, wie er die Aufmerksamkeit auf anderes als die gegebene partnerschaftliche Spannung lenken kann. Zudem soll der Rahmen der Rückkehr zwischen den Partnern abgesprochen sein – hilfreich ist es, wenn die auslösende Konfliktthematik nicht erneut aufgegriffen wird, wenn Partner nach der Rückkehr zueinander Distanz wahren und affektaktualisierende Kommunikation vermieden wird.

In einem Paartherapiegespräch rund um die wiederkehrende Gewalttätigkeit des Mannes erwies sich die Konstruktion von Handlungsalternativen mittels einer Time-line, die in Form eines Seils am Boden des Therapiezimmers aufgelegt wurde, als hilfreich. Das Setting entsprach dem einer »Einzeltherapie in Gegenwart des Partners«.

Als Ausgangspunkt der Zeitlinie wurde eine prototypische Streitsituation des Paares verortet, der Endpunkt der Linie markierte das gewalttätige Ausagieren bzw. das Zuschlagen des Partners. Im Lauf des Therapiegesprächs gelang es dem Partner, einzelne Stufen der Eskalation zu unterscheiden, die jeweils durch Symbole an entsprechenden Stellen der Zeitlinie dargestellt wurden. In einem nächsten Schritt rekonstruierten wir die an diesen Stellen mögliche Ausstiegs- bzw. Rückregulationsszenarien, die wiederum durch Seile dargestellt und als Abzweigungen vom »Hauptweg« konnotiert wurden. In der

Folge erkundeten wir, auf welche Fähigkeiten des Partners diese Abzweigungen verwiesen – sie wurden ihrerseits durch Symbole repräsentiert. Durch den Wechsel zu einer assoziierten Erzählperspektive – der Partner wurde gebeten, die Alternativen abzuschreiten – wurde die Stimmigkeit der Darstellung überprüft.

Einüben von Konfliktlösungsalternativen

Im Zusammenhang mit Gewalt stellt die Entwicklung und Einübung kommunikativer Konfliktlösungsalternativen für die Partner eine zentrale Thematik dar. Hierbei erweist sich in vielen Fällen die Verschreibung ritualisierter, in regelmäßigen Abständen und zu festgelegten Zeitpunkten stattfindender Paargespräche mit einer vorgegebenen Dialogstruktur als hilfreich.

Im Kontext gewalttätigen Verhaltens ist Paartherapie nicht notwendigerweise das Setting der Wahl. Ein paartherapeutisches Setting erweist sich nur dann als sinnvoll, wenn die Partner ihre Beziehung aufrechterhalten möchten, wenn der Täter eindeutig Verantwortung für das gewalttätige Verhalten übernimmt und eine klare Veränderungsmotivation zeigt bzw. wenn der misshandelte Partner dazu bereit ist, sein Gegenüber bei seiner Änderung zu unterstützen. Dies impliziert, dass Paartherapie seitens des Therapeuten beendet wird, wenn eine getroffene Sicherheitsvereinbarung vom Paar nicht eingehalten wird (vgl. Madanes 1995, zit. nach Kirschenhofer u. Schmidsberger 2010, S. 198).

Sind diese Bedingungen nicht gegeben, sind ein einzeltherapeutisches Arbeiten (mit dem Täter, mit dem Opfer oder beiden) und/oder andere Maßnahmen als Therapie bessere Optionen.

15 Paartherapie im Kontext von Untreue

Tell me why you cried
and why you lied to me!
Lennon/McCartney, »Tell Me Why«

Aktuelle oder vergangene Affären und Außenbeziehungen eines Partners bilden einen der häufigsten Kontexte für die Inanspruchnahme von Paartherapie. Therapie fungiert hier als Ort und Medium der Klärung, ob eine Partnerschaft fortgesetzt oder beendet werden soll und/oder als Ort und Medium der gemeinsamen Bewältigung jener Krise und jenes Leids, die mit Untreue einhergehen. Affären bilden die häufigsten Trennungs- und Scheidungsanlässe für Paare (vgl. Pittman a. Pittman Wagers 1995, p. 295).

Partnerschaftliche Untreue ist ein weitverbreitetes Phänomen – etwa 50 % aller Männer und 35 % aller Frauen haben während einer bestehenden Beziehung zumindest eine Affäre:

> »Früher wurde Untreue vor allem als männliche Aktivität betrachtet, gegenwärtig jedoch sind jüngere Frauen in ähnlichem Maße untreu wie ihre Ehepartner« (ebd., p. 297; Übers.: K. P. G.).

Tendenziell dominiert bei Männern ein mehr sexueller, bei Frauen ein mehr emotionaler Aspekt einer Affäre (vgl. Brown 1991).

Sind Affären Ausdruck partnerschaftlichen Unglücks? Zumeist wird diese Verknüpfung von Frauen stärker hergestellt als von Männern, gleich ob sie selbst untreu sind oder die Untreue eines Partners erleiden (vgl. Pittman a. Pittman Wagers 1995, p. 297). De facto kommt der Begründung, eine Affäre sei die Folge partnerschaftlichen Unglücks, nicht nur eine sinngebende, sondern seitens desjenigen, der eine Affäre eingeht, auch zugleich legitimierende Funktion zu.

Affären sind häufige Auslöser einer Paarkrise: Die Kränkung des Treuebruchs wird durch die Kränkung der Geheimhaltung noch verstärkt, sodass viele betroffene Partner auf die Offenlegung bzw. Entdeckung eines Treuebruchs mit Depression, Verzweiflung, Wut bzw. mit Symptomen, die jenen einer Belastungsreaktion im Kontext von Traumatisierung entsprechen, reagieren. In der Bewältigung von Untreue zeigen sich deutliche Gender-Unterschiede: Frauen reagieren auf Affären ihrer Partner häufiger mit Aggression und Wut, Männer häufiger mit Scham (vgl. Mattes u. Bodenmann 1998, S. 193).

Nur in manchen Fällen stellen Affären einen Lösungsversuch für partnerschaftliches Unglück dar, der sich zudem zumeist als dysfunktional erweist – er löst ein möglicherweise vorher gegebenes Unglück nicht auf, sondern vertieft es. So verdeutlicht die Studie von Mattes und Bodenmann (ebd., S. 191), dass gute Ehen durch Außenbeziehungen gefährdet, schlechte hingegen nur in seltenen Fällen stabilisiert werden,

> »da Außenbeziehungen helfen können, sich mit einer mangelhaften Partnerschaft zu arrangieren. (Dies) [...] trifft jedoch vor allem für kurzfristige Affären (zu), bei denen das sexuelle Erlebnis im Vordergrund steht.«

Phänomenologisch lassen sich mit Pittman (1989) vier Formen partnerschaftlicher Untreue unterscheiden: gelegenheitsbezogene Untreue, »philandering« (»Schürzenjägerei«) bzw. »gewohnheitsmäßige Untreue«, romantische Affären und Untreue im Kontext eines partnerschaftlichen Arrangements.

Eine gelegenheitsbezogene Affäre entsteht unerwartet und nichtintentional; sie ist nicht mit Liebesgefühlen verbunden; sie ergibt sich zumeist im graduellen Übergang von sozialem Kontakt (etwa in Form beruflicher Zusammenarbeit) zu intimer Beziehung.

»Philandering« umschreibt ein gewohnheitsmäßiges Eingehen wechselnder, oft paralleler Affären durch einen Partner:

> »Es erfordert einen beständigen Wechsel von Partnern und schützt dadurch die Akteure, eine tiefere Bindung mit einer Person einzugehen. Akteure beschäftigen sich in hohem Maß mit Gender, und sie nehmen Gender und damit assoziierte Stereotypen wörtlich« (Pittman a. Pittman Wagers 1995, p. 298; Übers.: K. P. G.).

Im Zentrum solcher Affären steht die Bestätigung eigener Männlichkeit/Weiblichkeit. »Philandering« wird in vielen Fällen durch jenen Partner, der die Affären seines Gegenübers immer wieder von Neuem übersieht, erträgt und verzeiht, mit aufrechterhalten.

»Romantische Affären« entstehen vor allem im Kontext von Übergangskrisen im Lauf des partnerschaftlichen oder familiären Lebenszyklus – nach der Geburt eines Kindes, im Kontext der Ablösung von

Jugendlichen, nach dem Verlust wichtiger sozialer anderer, im Kontext einer Krise des mittleren Lebensalters: »Romantische Affären ereignen sich zu vorhersagbaren Punkten im Leben, sie ereignen sich vor allem dann, wenn dieses zu belastend und schwer ist« (ebd., p. 304; Übers.: K. P. G.).

Sogenannte partnerschaftliche Arrangements, die mit einer zumeist stabilen Außenbeziehung einhergehen, beruhen auf expliziter oder impliziter Vereinbarung der Partner oder auf einem hohen Machtgefälle, in dessen Kontext einer der Partner sich das Recht einer Außenbeziehung oder Affäre zubilligt. Sie gründen in unterschiedlichen Motiven: in der Entfremdung eines Paares, das sich aus wirtschaftlichen oder statusbezogenen Gründen nicht für eine Trennung oder Scheidung entscheidet; im Versuch eines Partners, einem chronisch kranken oder einem behinderten Partner verbunden zu bleiben und zugleich ein partnerschaftliches Leben zu führen; u. a. Zuweilen stellen sie auch den Versuch dar, eine labile partnerschaftliche Beziehung durch den »Import von Sexualität« und/oder den »Import von Liebe« zu stabilisieren:

> »Das Paar mag es einfacher finden, sein gemeinsames Leben nicht in kritischer Weise zu diskutieren […]. Wenn sich eine betroffene Frau einsam und allein fühlt, wenn sie die Erfahrung macht, dass ihr Partner durch etwas so Unsachliches wie ihr Bedürfnis nach emotionaler Nähe nicht belästigt werden will, kann sie Intimität an einem anderen Ort finden. Die daraus resultierenden Affären … dienen der Stabilisierung der stagnierenden Ehe« (ebd., p. 306; Übers.: K. P. G.).

Affären führen häufig zu dem Ende einer Partnerschaft; selbst wenn Partner zusammenbleiben, werfen sie oftmals einen langen Schatten. Nur in Ausnahmefällen werden Partnerschaften seitens der Partner nach der Bewältigung einer Erfahrung der Untreue als zufriedenstellender als vor einer Affäre eingestuft. Die Inanspruchnahme von Therapie nach einer Affäre kann ihre Bewältigung wie auch das Zusammenbleiben eines Paares in hilfreicher Weise beeinflussen.

Therapeutisches Vorgehen

Bildet die Untreue eines Partners ein zentrales oder das zentrale Sinnthema einer Paartherapie, so erweist sich eine therapeutische Vorgehensweise als hilfreich, die auf eine eindeutige und uneingeschränkte Übernahme von Verantwortung seitens jenes Partners, der eine Affäre hat oder hatte, auf ein Wiederherstellen von Sicherheit und Vertrauen, auf einer Förderung der Bereitschaft zu wiederholter Konfrontation, auf ein Wiederherstellen von Vertrauen und die Bereitschaft zu vergeben abzielt. Abgerundet wird dieses Vorgehen durch eine Klärung jener Dynamik, die der Affäre zugrunde lag, wie unter Umständen durch ein Ritual, etwa eine erneute Verlobungsfeier, mit der ein »Neubeginn der Beziehung« markiert wird.

Eindeutige und uneingeschränkte Übernahme von Verantwortung

Ein erster Schritt der Bewältigung eines schmerzhaften Treuebruchs ist in aller Regel, dass jener Partner, der eine Affäre hat oder hatte, hierfür die uneingeschränkte Verantwortung übernimmt.

In vielen Fällen stellt ein Treuebruch für den betrogenen Partner ein traumatisches Ereignis dar: Sein Selbstverständnis, seine Sicht des Partners und sein Beziehungsverständnis werden radikal erschüttert; die Kohärenz seines gewohnten Erlebens und Erzählens im Kontext partnerschaftlichen Lebens geht radikal verloren. Reaktionen auf die Offenlegung bzw. Entdeckung eines Treuebruchs enthalten neben Erfahrungen des Schocks, der Verzweiflung, der Wut immer auch Fragen nach den Gründen und Ursachen.

Auf diese Fragen antworten Partner mit einer Vielzahl von Begründungen: Erzählt wird etwa von einem persönlichen Defizit – von mangelnder Beachtung durch den Partner, von mangelnder sexueller Initiative oder Bereitschaft[33]; erzählt wird von einer »Verführung« durch eine Situation, durch Alkoholkonsum, durch den verführenden Anderen; erzählt wird bagatellisierend oder relativierend – der Treuebruch war ausschließlich »sexuell« oder ausschließlich »platonisch«.

Von allen erzählbaren Geschichten und Gründen scheinen nur jene für eine Wiederannäherung der Partner hilfreich zu sein, in deren Kontext ein Partner die Verantwortung für einen Treuebruch ohne Einschränkung auf sich nimmt. Diese Verantwortungsübernahme ist zugleich ein zentraler Indikator dafür, dass das Bemühen des Partners um eine Wiederannäherung ernsthaft und nachhaltig ist.

Diese einseitige und ausschließliche Übernahme von Schuld – dieses »mea culpa« – entspricht zwar einer linear-kausalen Logik, die der Komplexität von Motiven, die Untreue determinieren, nicht

33 Auch wenn Affären sexuell mitmotiviert sind, verweisen sie nicht notwendigerweise auf eine höhere sexuelle Attraktivität desjenigen, mit dem ein Partner eine Affäre einging.

gerecht wird; aber sie spiegelt wider, dass Affären in autonomen Handlungsentschlüssen von Partnern gründen – und sie ist zugleich jene Logik, welche im Kontext der Gekränktheit bzw. Traumatisierung des betroffenen Partners die in der Regel einzig anschlussfähige ist. Eine komplexere, unter Umständen zirkuläre Rahmung von Untreue ist in aller Regel erst dann möglich, wenn Partner großen zeitlichen wie emotionalen Abstand zu einer Affäre gewonnen haben und wenn Vertrauen und Sicherheit in der Beziehung wiederhergestellt sind.

Ein Paar kam zu einem Erstgespräch, nachdem die Frau entdeckt hatte, dass ihr Mann während einer Kur eine Freundschaft bzw. Affäre begonnen hatte, die er auch nach der Beendigung seiner Kur aufrechterhielt.

Sie beschrieb, dass sie sich vor diesem Hintergrund schweren Herzens zu einer Trennung entschieden habe; sie wollte das gemeinsame Gespräch jedoch dafür nutzen, ihre Entscheidung noch einmal zu prüfen. Seine Zielsetzung war eine andere: Er hoffte, sie mittels des Gesprächs von der »Harmlosigkeit« dieser Freundschaft zu überzeugen und sie dadurch »zur Vernunft bringen« zu können.

Entdeckt hatte sie seine Affäre durch das Lesen seiner Mails. Nachdem sie ihn damit konfrontiert hatte, bestritt er das Bestehen einer Beziehung, die über eine »normale Freundschaftsbeziehung« hinausgehe – er betonte jedoch zugleich, dass ihn »seelisch« vieles mit dieser Freundin verband. Dass die gemeinsame Tochter des Paares ein Telefongespräch ihres Vaters mitgehört und aus diesem auf das Bestehen einer Affäre geschlossen hatte, wurde durch den Mann relativiert – er argumentierte, dass etwa die hierbei verwendeten Formulierungen nur Ausdruck eines Codes seien, der sich zwischen ihnen im Lauf der gemeinsamen Kur eingebürgert habe.

In unserem Gespräch untermauerte die Frau ihre Wahrnehmung durch eine Vielzahl von »Beweisen«, während ihr Mann daran festhielt, dass die Beziehung zu dieser Freundin eine Freundschaft sei, wie er sie auch zu einem Mann haben könne – er war daher auch auf keinen Fall dazu bereit, sie zu beenden oder einzuschränken.

An dieser Stelle unterbrach ich ihren Dialog. Weder erreichten ihn ihre Befürchtungen und Ängste, noch erreichten sie seine Rechtfertigungen und Erklärungen. Sie reproduzierten jenen Angriffs- und Rechtfertigungsdiskurs, den sie auch zu Hause praktizierten und der dafür sorgte, dass sich der Abstand zwischen ihnen noch vergrößerte.

So teilte ich den Partnern meinen Eindruck mit, dass ein weiteres Ringen um die Definition und Bedeutung dieser Affäre oder Freundschaft ihre im Raum stehende Trennungsabsicht nur stärken würde.

Ich beschrieb meinen Zweifel, dass ihre gemeinsame Liebesbeziehung noch eine Chance hatte – wenn ja, so sei diese Chance klein, sie gleiche einer Tür, die nur mehr einen Spaltbreit geöffnet sei und sehr bald für immer zuzufallen drohe.

Wenn es noch eine Chance für beide gäbe, so bestünde sie für ihn darin, dass er diese Freundschaft – gleich ob sie sexueller oder seelischer Natur sei – mit den Augen seiner Frau sähe; sie bestünde darin, dass er anerkennte, dass diese Freundschaft seine Frau verletze und kränke und für sie eine Bedrohung der gemeinsamen Beziehung darstelle. Voraussetzung für die Wahrnehmung dieser Chance sei freilich, dass er die Beziehung zu seiner Frau aufrechterhalten wolle.

Mein Rat an ihn war, dass er seine Frau um Verzeihung bitte und seine Freundschaft bzw. Affäre sofort beende. Mein Rat an sie war, dass sie im Falle, dass ihr Mann meinem Rat folge, ihr Herz prüfen solle – sie solle prüfen, ob sie seine Entschuldigung glaube und sie annehmen könne und in der Folge bereit sei, mit ihm von Neuem Sicherheit und Vertrauen in der Beziehung aufzubauen.

Es war lange still. Dann ergriff die Frau das Wort: Sie erzählte von ihren tiefen Zweifeln, ob sie tatsächlich »die Richtige« für ihren Mann sei – vielleicht sei dies ja seine Freundin. Vielleicht sei ihre gemeinsame Liebe zu sehr in die Jahre gekommen.

Ich unterbrach sie. Nach meiner Einschätzung werde seine mögliche Entscheidung für oder gegen eine Entschuldigung bzw. die Beendigung seiner Freundschaftsbeziehung auch ein Hinweis darauf sein, ob sie »die Richtige« für ihn sei. Aber hier und jetzt sei auch nicht der richtige Zeitpunkt für seine Deklaration; ich bat ihn, ihr seine Antwort nicht in meiner Gegenwart – in Gegenwart eines »Dritten im Bunde« – zu geben; seine Antwort sei ausschließlich für sie beide reserviert, ich hätte dabei nichts zu suchen. An diesem Punkt beendete ich das Therapiegespräch. Beide wünschten eine Fortsetzung des Gesprächs nach zwei Wochen.

Herstellen von Sicherheit und Vertrauen

In einem zweiten Schritt erkundet das Therapiesystem, wie es Partnern gelingen kann, wieder Sicherheit und Vertrauen zu etablieren. Diesbezügliche Therapiegespräche sind häufig ein Balanceakt zwischen Ansprüchen der vollständigen Überwachung und Kontrolle des betrogenen Partners einerseits, der Autonomieansprüche seines Gegenübers andererseits.

Durch welche Schritte in Richtung Transparenz kann ein Partner den anderen davon überzeugen kann, dass seine Affäre tatsächlich beendet und nicht insgeheim weitergeführt wird? Durch welche Schritte kann ein Paar jenseits der Thematik der Affäre seine Verbundenheit und Nähe fördern? Wie kann jener Partner, der die Affäre hatte, die Ernsthaftigkeit seines Bemühens um Wiederannäherung zum Ausdruck bringen? Welche Präsenz, welche Achtsamkeit sind hierfür erforderlich?

Bereitschaft zu wiederholter Konfrontation

Partnerschaftliche Untreue stellt in vielen Fällen für den betrogenen Partner eine massive Kränkung dar. Die Frage nach den Gründen und Motiven für die Affäre wird vor diesem Hintergrund oft zu einer beherrschenden, immer wieder von Neuem gestellten Frage, sodass sie andere Fokussierungen und Themen des Paares zunehmend überschattet.

Die Frage nach dem Warum ist Ausdruck des Ringens um Kohärenz; sie ist zugleich Klärungsversuch wie Testung, ob ein Vergeben und eine Wiederannäherung möglich und der Mühe wert sind. In diesem Zusammenhang gilt es zumeist, jenen Partner, der die Affäre hatte, in seiner Offenheit, sich dieser Frage zu stellen, zu unterstützen und zu fördern. Seine Bereitschaft zu wiederholter Konfrontation ist eine der stärksten Indikatoren dafür, dass eine Bewältigung des Treuebruchs und eine Wiederannäherung der Partner möglich sind.

Integration

Im guten Fall gelingt es Paaren, die Affäre eines Partners als Teil seiner Geschichte anzunehmen und zu integrieren. Das ist am ehesten dann der Fall, wenn der Partner, der eine Affäre hatte, hierfür eindeutig die Verantwortung auf sich nimmt, weil dies den betrogenen Partner zu Vergebung und Aussöhnung ermutigt. In diesem Zusammenhang lässt sich erkunden, wie und in welcher Form sich »Vergebung« realisieren kann.

Klärung der Dynamik, die der Affäre zugrunde lag

Erst vor dem Hintergrund der (Re-)Stabilisierung einer Paarbeziehung sowie eines größeren zeitlichen wie inneren Abstands ist es sinnvoll, jene Dynamik zu reflektieren, die zu der Entstehung und Aufrechterhaltung einer Affäre seitens eines Partner beitrug. Dieser Dialog hat eine zugleich prophylaktische Funktion: Lassen sich die Bedingungen und mögliche Motive einer Affäre rekonstruieren, so erlaubt dies Paaren, ihr gemeinsames Leben in Zukunft achtsamer zu gestalten.

Die Integration einer Erfahrung der Untreue zeigt sich unter Umständen darin, dass ihr ein nicht nur negativer, sondern auch positiver Sinn zugeschrieben wird:

> »Im Zusammenhang mit dem Phänomen ›Fremdgehen‹ kommt es [...] zu einer Identitätsdiffusion bzw. zu einem Verlust fragloser Identität, was eine erneute Suche nach Identität erfordert und gleichzeitig – im Sinn einer Chance – auch ermöglicht [...]. Anhand des Ins-Fremde-geworfen-Seins und der damit einhergehenden Verwirrung ergibt sich auch die Notwendigkeit, sich (erneut) kohärent zu konstituieren« (Brandl-Nebehay u. Hinsch 2010, S. 140).

Abschluss

In vielen Fällen erweist sich die gemeinsame Konstruktion eines Rituals als hilfreich, mit dessen Hilfe ein Paar die mit einer Affäre assoziierte Lebensphase abschließt und zugleich den Beginn einer neuen Lebensphase markiert. Ein möglicher Bestandteil dieses Rituals ist das Verbrennen bzw. Vernichten von Tagebüchern, Briefen u. a., die an die Affäre erinnern; ein mögliches Übergangsritual ist jenes einer »zweiten Verlobung« oder »zweiten Hochzeit« eines Paares.

16 And in the end ...

And in the end
The love you take
Is equal to the love you make.
Lennon/McCartney, »The End«

In einem paartherapeutischen Erstgespräch, das immer wieder zu eskalieren drohte, bildeten die wiederholten Affären des Mannes und die damit verbundenen Vorwürfe und Anklagen der Frau das zentrale Thema. Die Partner hatten bereits vielfache paar- wie einzeltherapeutische Lösungsversuche unternommen, die zu keiner Annäherung geführt hatten. Nachdem sie ihre Geschichte erzählt hatten, äußerte ich meine Skepsis darüber, ob sich eine erneute Paartherapie als hilfreich für sie erweisen könnte – die Wahrscheinlichkeit sprach gegen sie.

Beide Partner waren in einem wissenschaftlichen Arbeitsfeld tätig. So erklärte ich ihnen, dass Paartherapie nach dem aktuellen Stand des Wissens ein nur begrenzt hilfreicher Weg der Lösung partnerschaftlicher Probleme sei. Ein neuer Anlauf rechtfertige möglicherweise nicht den zeitlichen, energetischen und finanziellen Aufwand, der damit verbunden sei.

Freilich: Ich konnte mich auch irren. So schlug ich ihnen vor, vor Beginn einer Therapie eine Aufgabe durchzuführen, die Ihnen wie auch mir in Bezug auf die Beurteilung, ob sich Ihr Einsatz lohnen könnte, helfen würde.

Ich bat den Mann zu erwägen, eine schriftliche Erklärung abzufassen, mittels welcher er seiner Frau seine zukünftige emotionale wie sexuelle Treue zusichere. Wäre ihm dies möglich, so sollte er seine Frau binnen der nächsten vier Wochen zu seinem Lieblingsplatz nahe ihrem Wohnort einladen und ihr seine »Erklärung« vorlesen.

Ich bat die Frau zu erwägen, ob sie ihm – gesetzt der Fall, er würde ihr glaubwürdig seinen Vorsatz der Treue erklären – ihre vergangenen Kränkungen verzeihen könnte. Wenn es zu dieser Erklärung seinerseits käme und sie ihr Glauben schenken würde, sollte sie ihm bei dieser Gelegenheit ihre Verzeihung aussprechen.

Beides – seine Deklaration der zukünftigen Treue und ihre Deklaration des Verzeihens – wären (so meine weitere Erklärung) Indikatoren dafür, dass sie eine Paartherapie produktiv nutzen könnten. Wäre hingegen eines oder beides – Zusicherung der Treue und/oder

Verzeihen – nicht möglich, so sollten sie einen anderen Therapeuten aufsuchen oder eine Alternative zu Therapie in Erwägung ziehen.

Vier Wochen nach diesem Gespräch meldete sich die Partnerin: Ihr Mann hatte ihr erklärt, zu dieser Zusicherung nicht bereit zu sein, und sie hatte beschlossen, sich von ihm zu lösen.

Zumeist stellt eine Wiederannäherung der Partner die zentrale Zielsetzung von Paartherapie dar; damit diese Wiederannäherung möglich ist, müssen Partner im Kontext gemeinsamer Therapie ein Minimum an Kooperation miteinander wie auch ein Minimum an Kooperation mit dem Therapeuten leisten. Gelingt es einem Therapiesystem nicht, diese Kooperation im Hier und Jetzt eines Therapiedialogs anzuregen und sicherzustellen, so markiert dies eine zentrale Grenze von Paartherapie.

Eine andere Grenze einer auf Annäherung ausgerichteten Paartherapie besteht in der fehlenden Vereinbarkeit von Zielen der Partner: Ihre Wünsche und Sehnsüchte streben auseinander, die Gräben dazwischen sind nicht überbrückbar; ihre Therapieaufträge divergieren, sodass Hilfe für den einen Partner zur Beschränkung für den anderen würde und umgekehrt.

Eine weitere Grenze von Paartherapie zeigt sich, wenn die Veränderungsorientierung der Partner ausschließlich auf eine Verwandlung des jeweils anderen und nicht auf eine Verwandlung eigenen partnerschaftlichen Fühlens, Denkens und Verhaltens ausgerichtet ist:

Eine andere Grenze von Paartherapie besteht, wenn der Therapiedialog den mit Kränkung, Verletzung, Demütigung verbundenen Alltagsdialog reaktualisiert.

Eine weitere Grenze ist die der Nichtwahrung der Sicherheit eines oder beider Partner, wie dies bei fortgesetzter Gewalttätigkeit der Fall ist.

Eine der Grenzen von Paartherapie besteht auch in der fehlenden Offenheit eines Partners oder beider Partner bezüglich gegebener Lebensumstände, die eine Annäherung der Partner erschweren oder verunmöglichen – etwa in der Verheimlichung einer Affäre,[34] von Verschuldung o. a.

Paartherapie entbehrt in allen diesen Fällen jener notwendigen Stabilitäts- und Vertrauensbedingungen, deren sie bedarf, um hilfreich zu sein.

34 Gründet die Beziehung eines Paares in der Übereinkunft, dass Partner Affären haben, so gilt diese Grenze nur in Bezug auf jene Affären, welche die Beziehung der Partner entscheidend beeinträchtigen.

Zu den durch Partner gesteckten Grenzen von Paartherapie gesellen sich jene Grenzen, die Therapeuten mit einbringen: Hilfreiche Paartherapie braucht reflektiertes Bemühen um sowohl Empathie wie auch Neutralität. Nur wenn Paartherapeuten in sich die Stimme des Verstehens und Verständnisses für den einen wie den anderen Partner wachrufen können, ermöglicht dies gemeinsame Veränderungsschritte. Das Wachrufen einer Stimme allein reicht nicht aus: Für Therapeuten müssen beide vernehmbar sein.

Hilfreiche Paartherapie bedarf zudem eines »mittleren Abstands« von Therapeuten zu jenen Themen, die Gegenstand der Paartherapie sind. Ist dieser Abstand zu groß, können Therapeuten nicht jene Empathie und jenes Engagement realisieren, die für Lösungsentwicklungen nötig sind.

Ist dieser Abstand zu gering – berührt die Thematik belastende bzw. ungelöste Themen des eigenen partnerschaftlichen Lebens von Therapeuten –, vermögen sie nicht jene Zuversicht und Kreativität zu entfalten, die Wandel braucht.

Beiden Formen der Begrenzung – jener des möglichen Neutralitätsverlusts wie jener des inadäquaten Abstands – können therapeutische Settings wie etwa Kotherapie oder die Einbeziehung eines reflektierenden Teams entgegenwirken.

Paartherapeutische Profession und eigenes Leben sind unweigerlich miteinander verwoben. Es fällt schwer, Partnern hilfreich zu sein, wenn die eigene Beziehung schwierig oder im Scheitern ist. Verengungen im Kontext der eigenen Partnerschaft von Therapeuten prägen mit, was sie im Kontext paartherapeutischer Dialoge fokussieren und außer Acht lassen; sie prägen mit, was sie für lösbar und unlösbar halten; sie prägen die Präferenz für Sichtweisen und spezifische Lösungsentwicklungen.

Eigenes Beziehungsleben und professionelles paartherapeutisches Denken und Handeln sind keine Einbahnstraße.

So kann ein paartherapeutischer Alltag, der thematisch durch Klagen, Streit, Beschuldigen, Distanz oder Gewalt geprägt ist, die eigene Partnerschaft von Therapeuten kontaminieren oder dazu beitragen, dass sie eigenen Beziehungskonflikten mit Hochstressreaktionen bzw. schließender Kommunikation begegnen.

Umgekehrt kann das Arbeiten mit Paaren die persönliche Beziehungskompetenz von Therapeuten in vielfacher Hinsicht bereichern – es erweitert im guten Fall ihr Wissen über den Umgang mit

Unterschieden, über kreative Lösungsmöglichkeiten, es lehrt sie mehr Toleranz, Gelassenheit und Humor im Kontext eigenen Beziehungslebens.

Partnerschaftliches Leben ist ein Leben voller Herausforderungen; es ist ein Leben, das ständiges Lernen (und Umlernen) forciert, ein Leben, das die fortwährende kreative Handhabung von Unterschieden mit sich bringt: Im Grunde

> »ist jedes Paar ein bikulturelles Paar [...], und wir (sind) in jeder Paarbeziehung aufgefordert, Fremdes fremd sein zu lassen und Gemeinsames zu suchen« (Egger 2010, S. 139).

Im guten Fall finden Partner Wege,

> »die Träume des anderen zu respektieren, auch wenn sie sie nicht immer teilen. Die Kultur, die sie gemeinsam schaffen, enthält die Träume von beiden. Und sie ist flexibel genug, verändert werden zu können, wenn Mann und Frau sich weiterentwickeln. In einer Ehe, die dieses gemeinsame Gefühl von Sinn hat, werden Konflikte nicht so stark hervortreten, und etwaige Probleme werden wahrscheinlich nicht zu Pattsituationen führen« (Gottman 2001, S. 288).

Partnerschaftliche Zufriedenheit gründet darin, dass Partner ihre Differenz als das sehen, was sie ist: die andere Seite ihrer Verbundenheit und zugleich jener Attraktor und jene Reibungsfläche, in deren Kontext Partner zu den Persönlichkeiten werden, die sie werden können. Unterschiede sind nicht nur eine Quelle von Leid und Konflikt, sie sind im guten Fall wechselseitige Magie und Anregung wechselseitiger Entwicklung.

Literatur

Ahlers, C. u. H. Merl (1998): Selbstkonzepte in der systemischen Therapie. In: A. Brandl-Nebehay, B. Rauscher-Gföhler u. J. Kleibel-Arbeithuber (Hrsg.): Systemische Familientherapie. Wien (Facultas).

Anderson, C., D. Reiss a. G. Hogarty (1986): Schizophrenia and the family: A practitioner's guide to psychoeducation and management. New York (Guilford).

Anderson, C., S. A. Dimidjian a. A. Miller (1995): Redefining the past, present, and future: Therapy with long-term marriages at midlife. In: N. S. Jacobson a. A. S. Gurman (eds.): Clinical handbook of couple therapy. New York (Guilford), pp. 247–260.

Asay, T. P. u. M. J. Lambert (2001): Empirische Argumente für die allen Therapien gemeinsamen Faktoren: Quantitative Ergebnisse. In: M. A. Hubble, B. L. Duncan u. S. D. Miller (Hrsg.): So wirkt Psychotherapie. Empirische Ergebnisse und praktische Folgerungen. Dortmund (Modernes Lernen).

Bachelor, A. u. A. Horvath (2001): Die therapeutische Beziehung. In: M. A. Hubble, B. L. Duncan u. S. D. Miller (Hrsg.): So wirkt Psychotherapie. Empirische Ergebnisse und praktische Folgerungen. Dortmund (Modernes Lernen).

Baucom, D. H., N. Epstein a. L. A. Rankin (1995): Cognitive aspects of cognitive-behavioral marital therapy. In: N. S. Jacobson a. A. S. Gurman (eds.): Clinical handbook of marital therapy. New York (Guilford), pp. 65–90.

Baucom, D. H., V. Shoham, K. T. Mueser, A. D. Daito a. T. R. Stickle (1998): Empirically supported couple and family interventions for marital distress and adult mental health problems. *Journal Consulting Clinical Psychology* 66: 53–88.

Bauer, J. (2006): Das Gedächtnis des Körpers. München (Piper).

Bauriedl, T. (2002): Der psychotherapeutische Prozess in der Paar- und Familientherapie. In: M. Wirsching (Hrsg.): Paar- und Familientherapie. Berlin (Springer), S. 87–105.

Bein, E., T. Anderson, H. H. Strupp, W. P. Henry, T. H. E. Schacht, J. L. Binder a. S. F. Butler (1997): The effects of training in time – limited dynamic psychotherapy: Changes in therapeutic outcome. Nashville (Vanderbilt University).

Bierhoff, H. W. (1991): Liebe. In: M. Amelang, J. Ahrens u. W. Bierhoff (Hrsg.): Attraktion und Liebe. Göttingen (Hogrefe), S. 197–234.

Bodenmann, G. (2002): Paartherapie aus verhaltenstherapeutischer Sicht. In: M. Wirsching (Hrsg.): Paar- und Familientherapie. Berlin (Springer), S. 107–120.

Bodenmann, G. u. W. Lutz (2006): Lehrbuch der Paartherapie. München (Ernst *Reinhardt*).
Böse, R. u. G. Schiepek (1994): Systemische Theorie und Therapie. Ein Handwörterbuch. Heidelberg (Asanger).
Brandl-Nebehay, A. (2004): Rhythmus, Takt und Timing. Vom Umgang mit der Zeit im therapeutischen Prozess. In: I. Manfredini, U. Russinger u. K. P. Grossmann (Hrsg.): Obertöne Unterschiede – Vielstimmigkeit in der systemischen Therapie. Wien (Lasf), S. 113–124.
Brandl-Nebehay, A. u. J. Hinsch (Hrsg.) (2010): Paartherapie und Identität. Denkansätze für die Praxis. Heidelberg (Carl-Auer).
Brown, E. M. (1991): Patterns of infidelity and their treatment. New York (Brunner/Mazel).
Buddenberg, C., B. Bass, R. Gnirrs-Bormet (2004): Die lustlose Frau – der impotente Mann. Zur sexuellen Beziehungsdynamik in ehelichen Zweierbeziehungen. *Familiendynamik* 19: 266–280.
Buss, D. M. (2004): Evolutionäre Psychologie. München (Pearson).
Christensen, A., N. S. Jacobson a. J. C. Babcock (1995): Integrative behavioral couple therapy. In: N. S. Jacobson a. A. S. Gurman (eds.): Clinical handbook of couple therapy. New York (Guilford), pp. 31–64.
Ciompi, L. (1982): Affektlogik. Stuttgart (Klett-Cotta).
Clement, U. (1994): Sexuelle Skripte. *Familiendynamik* 19: 252–265.
Clement, U. (2002): Systemische Sexualtherapie. Berlin (Springer).
Cohn, D. A., D. H. Siver a. C. P. Cowan (1992): Working models of childhood attachment and couple relationships. *Journal Family Issues* 13: 432–449.
Davis, V. H. a. A. M. Dhillon (1989): Prediction of early attrition from couple therapy. *Psychological Reports* 65: 899–902.
de Shazer, S. (1985): Keys to solution in brief therapy. New York (Norton).
de Shazer, S. (1992a): Das Spiel mit Unterschieden. Wie therapeutische Lösungen lösen. Heidelberg (Carl-Auer), 6. Aufl. 2009.
de Shazer, S. (1992b): Der Dreh. Überraschende Wendungen und Lösungen in der Kurzzeittherapie. Heidelberg (Carl-Auer), 11. Aufl. 2010.
Dennett, D. a. A. Lane (1991): Conciousness explained. Boston (Penguin).
Diamond, J. (2003): Der dritte Schimpanse. Frankfurt a. M. (Fischer).
Dudenredaktion (Hrsg.) (2007): Das Herkunftswörterbuch. Etymologie der deutschen Sprache. (Duden Bd. 7.) Mannheim/Zürich (Dudenverlag), 4., neu bearb. Aufl.
Egger, I. (2010): Grenzenlose Liebe: Bikulturelle Paare und ihre Identitätskonflikte. In: A. Brandl-Nebehay u. J. Hinsch (Hrsg.): Paartherapie und Identität. Denkansätze für die Praxis. Heidelberg (Carl-Auer), S. 111–139.
Fiedler, P., M. Mackenstraß u. C. Mundt (1998): Eheliche Interaktion und das Rückfallrisiko depressiver Patienten – Eine Strukturanalyse ehelicher Beziehungsmuster mittels SASB. *Verhaltenstherapie* 8: 4–13.
Finke, J. u. L. Teusch (2002): Die störungsspezifische Perspektive in der Personzentrierten Psychotherapie. In: W. Keil u. G. Stumm (Hrsg.): Die

vielen Gesichter der Personzentrierten Psychotherapie. Wien (Springer), S. 147–162.
Flemke, K. a. K. R. Allen (2008): Women's experience of rage: A critical feminist analysis. *Journal of Marital and Family Therapy* 34 (1): 58–74.
Frank, J. D. a. J. B. Frank (1991): Persuasion and healing: A comperative study of psychotherapy. Baltimore (Johns Hopkins University Press).
Frischenschlager, O. (1995): Die therapeutische Beziehung in der Psychoanalyse. *Psychotherapie Forum* 3 (3): 159–169.
Fromm, E. (2003): Die Kunst des Liebens. Frankfurt a. M. (Suhrkamp).
Fuchs, P. (1999): Liebe, Sex und solche Sachen. Zur Konstruktion moderner Intimsysteme. Konstanz (UVK).
Gemünden, J. (1996): Gewalt gegen Männer in heterosexuellen Intimpartnerschaften. Ein Vergleich mit dem Thema Gewalt gegen Frauen auf der Basis einer kritischen Auswertung empirischer Untersuchungen. Marburg (Tectum).
Gergen, K. J. a. M. J. Gergen (1983): Narratives of the self. In: T. R. Sabin a. K. E. Scheibe (eds.): Studies in social identity. New York (Praeger), pp. 254–273.
Gergen, K. J. a. M. J. Gergen (1986): Narrative form and the construction of psychological science. In: T. R. Sabin (ed.): Narrative psychology: The storied nature of human conduct. New York (Praeger).
Giddens, A. (2001): Entfesselte Welt. Wie die Globalisierung unser Leben verändert. Frankfurt a. M. (Suhrkamp).
Glasersfeld, E. von (1998): Radikaler Konstruktivismus: Ideen, Ergebnisse, Probleme. Frankfurt a. M. (Suhrkamp).
Godenzi, A. (1993): Gewalt im sozialen Nahraum. Basel/Frankfurt a. M. (Helbing & Lichtenhahn).
Gottman, J. (1999): Das Geheimnis glücklicher Paare. München (Ullstein).
Gottman, J. (2001): Die sieben Geheimnisse der glücklichen Ehe. München (Schröder).
Grawe, K. (1986): Schema-Theorie und Interaktionelle Psychotherapie. Forschungsbericht. Bern (Universität Bern).
Grawe, K. (1993): Abschied von den therapeutischen Schulen. In: H. G. Petzold (Hrsg.): Integrative Therapie – Modelle, Theorien und Methoden für eine schulenübergreifende Psychotherapie. Bd. 1. Paderborn (Junfermann).
Grawe, K. (2004): Neuropsychotherapie. Göttingen (Hogrefe).
Grawe, K., R. Donati u. F. Bernauer (1994): Psychotherapie im Wandel. Von der Konfession zur Profession. Göttingen (Hogrefe).
Grossmann, K. P. (2000): Der Fluss des Erzählens. Narrative Formen der Therapie. Heidelberg (Carl-Auer), 2. Aufl. 2003.
Grossmann, K. P. (2002): Therapeutische Dialoge mit Paaren. Wien (Facultas).
Grossmann, K. P. (2005): Die Selbstwirksamkeit von Klienten. Ein Wirkverständnis systemischer Therapien. Heidelberg (Carl-Auer).

Grossmann, K. P. (2007): Therapeutische Landkarten. Heidelberg (Carl-Auer).
Grossmann, K. P. (2009a): Ein Tagebuch langsamer Therapie. Wien (Krammer).
Grossmann, K. P. (2009b): Abschied von narrativer Therapie. *Familiendynamik* 34 (1): 6–17.
Grossmann, K. P. u. U. Russinger (2011): Verwandlung der Selbstbeziehung. Therapeutische Wege zur Freundschaft mit sich selbst. Heidelberg (Carl-Auer).
Gurman, A. S., D. P. Kniskern a. W. Pinsof (1986): Research on the process and outcome of marital and family therapy. In: S. L. Garfields a. A. E. Bergin (eds.): Handbook of psychotherapy and behavior change. New York (Wiley), pp. 565–624.
Hahlweg, K. (1995): Störung und Auflösung von Beziehung: Determinanten der Ehequalität und -stabilität. In: M. Amelang (Hrsg.): Partnerwahl und Partnerschaft. Formen und Grundlagen partnerschaftlicher Beziehungen. Göttingen (Hogrefe), S. 117–152.
Hahlweg, K. (1996): Fragebogen zur Partnerschaftsdiagnostik (FPD). Handanweisung. Göttingen (Hogrefe).
Haken, H. u. G. Schiepek (2006): Synergetik in der Psychologie. Selbstorganisation verstehen und gestalten. Göttingen (Hogrefe).
Hare-Mustin, R. T. (1994) Diskurse im verspiegelten Raum. Eine postmoderne Analyse der Therapie. *Familiendynamik* 19: 205–232.
Haydon-Laurelut, M. a. J. C. Wilson (2011): Interviewing the internalized other: Attending to voices of the »other«. *Journal of Systemic Therapies* 30 (1): 24–37.
Hetherington, E. M. u. J. Kelly (2003): Scheidung. Die Perspektive der Kinder. Weinheim (Beltz).
Hiebinger, I. (2006): Paarbeziehung als Prozess des Aushandelns. Linz (Pro Mente).
Hinsch, K. u. J. Hinsch (2010): Vom Pendeln zwischen Autonomie und Bezogenheit. In: A. Brandl-Nebehay u. J. Hinsch (Hrsg.): Paartherapie und Identität. Denkansätze für Praxis. Heidelberg (Carl-Auer), S. 49–77.
Hinsch, J. u. E. Steiner (1993): Vom Paar zum Subjekt. Ein Beitrag zur Paartherapie. *Systeme* 2: 34–46.
Hinsch, J., C. Ahlers u. F. Wolf (1998): Settings und ihre Bedeutung auf der Klientenebene. In: A. Brandl-Nebehay, B. Rauscher-Gföhler u. J. Kleibel-Arbeithuber (Hrsg.): Systemische Familientherapie. Wien (Facultas), S. 221–240.
Hooley, J. M. (1986) Expressed emotion and depression: Interactions between patients and high- versus low-expressed emotion spouses. *Journal of Abnormal Psychology* 95 (3): 237–246.
Hubble, M. A., B. L. Duncan u. S. D. Miller (2001): Das Augenmerk auf das richten, was funktioniert. In: M. A. Hubble, B. L. Duncan u. S. D. Miller

(Hrsg.): So wirkt Psychotherapie. Empirische Ergebnisse und praktische Folgerungen. Dortmund (Modernes Lernen).

Hudson, P. u. B. O'Hanlon (1997): Liebesgeschichten neu erzählen. Lösungsorientierte Paartherapie Heidelberg (Carl-Auer), 3. Aufl. 2008.

James, W. (1890): The principles of psychology. New York (Henry Holt).

Kadera, S. W., M. J. Lambert a. A. A. Andrews (1996): How much therapy is really enough: A session-by-session analysis of the psychotherapy dose-effect relationship. *Journal of Psychotherapy: Practice and Research* 5: 1–22.

Karney, B. R. a. T. N. Bradbury (1995): The longitudinal course of marital quality and stability: A review of theory, method, and research. *Psychological Bulletin* 118: 3–34.

Keupp (1990): Identitäten im Umbruch: Das Subjekt in der Postmoderne. *Initial* 7: 698–710.

Kirschenhofer. S. u. V. Kuttenreiter (2010): Konstruktion von Geschlecht in Paartherapien – Ein Forschungsprojekt. In: A. Brandl-Nebehay u. J. Hinsch (Hrsg.): Paartherapie und Identität. Denkansätze für die Praxis. Heidelberg (Carl-Auer), S. 80–108.

Kirschenhofer, S. u. K. Schmidsberger (2010) Macht ... Gewalt ... hilflos? – Gewalt als Thema in der Paartherapie. In: A. Brandl-Nebehay u. J. Hinsch (Hrsg.): Paartherapie und Identität. Denkansätze für die Praxis. Heidelberg (Carl-Auer), S. 173–199.

Klann, N. u. K. Hahlweg (1994): Beratungsbegleitende Forschung. Evaluation von Vorgehensweisen in der Ehe-, Familien- und Lebensberatung und ihre spezifischen Auswirkungen. Stuttgart (Kohlhammer)

Kluge, F. (1999): Etymologisches Wörterbuch der deutschen Sprache. Berlin (de Gruyter), 23. Aufl.

Kockott, G. (1988): Weibliche Sexualität. Stuttgart (Enke).

Kübler-Ross (1991): Leben, bis wir Abschied nehmen. Gütersloh (Mohn), 4. Aufl.

Kübler-Ross, E. (2009): Interviews mit Sterbenden. Freiburg (Kreuz).

Kuttenreiter, V. (2002): Feministische Psychotherapie. Eine Perspektivenerweiterung für systemische Psychotherapeutinnen. Systeme 2: 76–87.

Kuttenreiter, V. u. A. Thomanetz (2010): »Warum siehst du nicht, wie ich wirklich bin?« – Identität und Paarbeziehung. In: A. Brandl-Nebehay u. J. Hinsch (Hrsg.): Paartherapie und Identität. Denkansätze für die Praxis. Heidelberg (Carl-Auer), S. 19–47.

LeDoux, J. (2006): Das Netz der Persönlichkeit. München (DTV).

Lee, J. A. (1973): Colours of love: An exploration of the ways of loving. Toronto (New Press).

Lemaire, J. G. (1980): Leben als Paar. Strukturen, Krisen, therapeutische Hilfen. Olten (Walter).

Lindenmeyer, J. (2000): Paartherapie aus der Sicht der Verhaltenstherapie. *Psychotherapie im Dialog* 2: 15–20.

Luborsky, L., B. Singer a. L. Luborsky (1975): Comparative studies of psychotherapies: Is it true that »everyone has won and all must have prices«? *Archives of General Psychiatry* 32: 995–1008.

Ludewig, K. (1988): Problem – »Bindeglied« klinischer Systeme. In: L. Reiter, E. J. Brunner u. S. Reiter-Theil (Hrsg.): Von der Familientherapie zur systemischen Perspektive. Berlin (Springer), S. 77–96.

Ludewig, K. (1992): Systemische Grundlagen. Stuttgart (Klett-Cotta).

Ludewig, K. (2002): Systemische Therapie mit Paaren und Familien. In: M. Wirsching (Hrsg.): Paar- und Familientherapie. Berlin (Springer), S. 59–78.

Ludewig, K., K. Pflieger, U. Wilken u. G. Jacobskötter (1993): Entwicklung eines Verfahrens zur Darstellung von Familienbeziehungen: Das Familienbrett. *Familiendynamik* 8: 235–251.

Luhmann, N. (2003): Liebe als Passion. Zur Codierung von Intimität. Frankfurt a. M. (Suhrkamp).

Madanes, C. (1995): The violence of men. New techniques for working with abusive families: A therapy of social action. San Francisco (Jossey-Bass).

Madanes, C. (1997): Sex, Liebe und Gewalt. Heidelberg (Carl-Auer).

Massing, A. u. G. Reich (2000): Psychoanalytische Paartherapie nach dem Mehrgenerationen-Ansatz. *Psychotherapie im Dialog* 2: 8–14.

Master, W. H. u. V. E. Johnson (1973): Impotenz und Anorgasmie. Zur Therapie funktioneller Sexualstörungen. Stahlberg/Frankfurt a. M. (Krüger).

Mattes, C. u. G. Bodenmann (1998): Die Bewältigung von Eifersucht in Partnerschaften. *Familiendynamik* 23 (2): 171–196.

Matthiesen, S. u. M. Hauch (2004): Wenn sexuelle Erfahrungen zum Problem werden. *Familiendynamik* 29 (2): 139–160.

McDaniel, S., J. Hepworth u. W. J. Doherty (1997): Familientherapie in der Medizin. Heidelberg (Carl-Auer).

McGoldrick, M. u. R. Gerson (1990): Genogramme in der Familienberatung. Bern (Huber).

Menning, H. (2010): Positive Emotionen. In: G. Schiepek (Hrsg.): Neurobiologie der Psychotherapie. Stuttgart (Schattauer), S. 250–262.

Merl, H. (1998): Gesundheit und Krankheit aus systemischer Sicht. In: A. Brandl-Nebehay, B. Rauscher-Gföhler u. J. Kleibel-Arbeithuber (Hrsg.): Systemische Familientherapie. Wien (Facultas), S. 107–134.

Mertens, W. (1996): Psychoanalyse. Stuttgart (Kohlhammer).

Miklowitz, D. J., M. Goldstein, I. R. Falloon u. J. A. Doane (1984): Interactional correlates of expressed emotion in the families of schizophrenics. *British Journal of Psychiatry* 144: 482–487.

Minuchin, S. (1983): Familie und Familientherapie. Theorie und Praxis struktureller Familientherapie. Freiburg im Br. (Lambertus).

Minuchin, S., B. L. Rosman u. L. Baker (1981): Psychosomatische Krankheiten in der Familie. Stuttgart (Klett-Cotta).

Nadolny, S. (1987): Die Entdeckung der Langsamkeit. München (Piper).

Nemetschek, P. (2011): Überlastung zwischen Beruf und Familie. In: W. A. Leeb, B. Trenkle u. M. F. Weckenmann: Der Realitätenkellner. Hypnosystemische Konzepte in Beratung, Coaching und Supervision. Heidelberg (Carl-Auer), S. 175–192.

Neraal, T. (2002): Psychoanalytische Paar- und Familientherapie. In: M. Wirsching (Hrsg.): Paar- und Familientherapie. Berlin (Springer), S. 79–81.

Ogles, B. M., T. Anderson u. K. M. Lunnen (2001): Der Beitrag von Modellen und Techniken: Widersprüchliches zwischen professionellen Trends und klinischer Forschung. In: M. A. Hubble, B. L. Duncan u. S. D. Miller (Hrsg.): So wirkt Psychotherapie. Empirische Ergebnisse und praktische Folgerungen. Dortmund (Modernes Lernen).

Orlinsky, D. E., K. Grawe a. B. K. Parks (1994): Process and outcome in psychotherapy. In: A. Bergin a. S. Garfield (eds.): *Handbook of psychotherapy and behavior change*. New York (Wiley), 4. ed.

Penn, P. (1994): Creating a participant text: Writing, multiple voices, narrative Multiplicity. *Family Process* 33: 217–233.

Penn, P. u. M. Sheinberg (1992): Geschichten und Gespräche. *Zeitschrift für systemiche Therapie* 10 (2): 111–118.

Pittman, F. S. (1989): Private lies: Infidelity and the betrayal of intimacy. New York (Norton).

Pittman, F. S. a. T. Pittman Wagers (1995): Crises of infidelity. In: N. S. Jacobson a. A. S. Gurman (eds.): Clinical handbook of marital therapy. New York (Guilford), pp. 295–316.

Prochaska, J. O. (2001): Wie Menschen es schaffen, sich zu ändern, und wie wir noch mehr Menschen dabei unterstützen können. In: M. A. Hubble, B. L. Duncan u. S. D. Miller (Hrsg.): So wirkt Psychotherapie. Empirische Ergebnisse und praktische Folgerungen. Dortmund (Modernes Lernen).

Prochaska, J. O., C. C. DiClemente a. J. C. Norcross (1992): In search of how people change: Applications to addictive behaviors. *American Psychologist* 47: 1102–1114.

Rampage, C. (1995): Gendered aspects of marital therapy. In: N. S. Jacobson a. A. S. Gurman (eds.): Clinical handbook of marital therapy. New York (Guilford), pp. 261–273.

Reiter, L. (1984): Interaktionelle und familientherapeutische Aspekte der Depression. In: U. Kropiunigg (Hrsg.): Umfelder der Medizin: Familie. Wien (Facultas).

Reiter-Theil, S., L. Reiter, E. Steiner u. M. Much (1985): Einstellung zur Eheberatung und Beratungserfolg. *Familiendynamik* 10: 147 – 169.

Retzer, A. (1995): Sprache und Psychotherapie. *Der Psychotherapeut* 40: 210–221.

Retzer, A. (2002): Passagen. Systemische Erkundungen. Stuttgart (Klett-Cotta).

Retzer, A. (2004): Systemische Paartherapie. Stuttgart (Klett-Cotta).

Retzer, A. (2006): Freundschaft – der dritte Weg zwischen Liebe und Partnerschaft? *Familiendynamik* 31:130–151.

Retzer, A. (2009): Lob der Vernunftehe. Frankfurt a. M. (Fischer).

Retzer, A. u. F. B. Simon (1998): Therapeutische Schnittmuster – ein Projekt: Sexualtherapie. *Familiendynamik* 23: 421–436.

Revenstorf, D. u. E. Freudenfeld (2000): Paartherapie – Stand der Kunst und Kontroversen. *Psychotherapie im Dialog* 2: 2–7.

Riehl-Emde, A. (1997): Paar-Diagnostik. In: U. Imoberdorf (Hrsg.): Psychodiagnostik von Individuen, Gruppen und Organisationen. Stuttgart (Hirzel), S. 253–264.

Riehl-Emde, A. (2002): Paar- und Familientherapie mit älteren Menschen. In: M. Wirsching (Hrsg.): Paar- und Familientherapie. Berlin (Springer), S. 581–597.

Riehl-Emde, A. (2003): Liebe im Fokus der Paartherapie. Stuttgart (Klett-Cotta).

Riehl-Emde, A. (2004): Die Liebe zum Thema machen. *Familiendynamik* 2: 101–129.

Riehl-Emde, A. u. J. Willi (1994): Ist seine Ehe auch ihre Ehe? Vergleichende Untersuchung zu Wohlbefinden, Empathie und Zufriedenheit von Mann und Frau. *System Familie* 7: 83–97.

Rogers, C. (1972): Die klientenzentrierte Gesprächspsychotherapie. München (Kindler).

Sachsse, U. (2004): Traumazentrierte Therapie. Stuttgart (Schattauer).

Scheinkman, M. E. u. M. D. Fishbane (2006): Der Vulnerabilitätskreislauf: Der Umgang mit Sackgassen in der Paartherapie. *Familiendynamik* 31: 152–179.

Schiepek, G. (1991): Systemtheorie der Klinischen Psychologie. Braunschweig (Vieweg).

Schiepek, G. (1999): Die Grundlagen der Systemischen Therapie. Göttingen (Vandenhoeck & Ruprecht).

Schindler, L., K. Hahlweg u. D. Revenstorf (1998): Partnerschaftsprobleme: Diagnose und Therapie. Berlin (Springer).

Schlippe, A. von u. J. Schweitzer (1999): Lehrbuch der systemischen Therapie und Beratung. Göttingen (Vandenhoeck & Ruprecht).

Schmidt, G. (1985): Systemische Familientherapie als zirkuläre Hypnotherapie. *Familiendynamik* 10: 241–264.

Schmidt, G. (1993): Vorbemerkungen über Sexualität und Beziehung. In: G. Arentewicz u. G. Schmidt (Hrsg.): Sexuell gestörte Beziehungen. Stuttgart (Enke).

Schnarch, D. (1997): Passionate marriage: Sex, love, and intimacy in emotionally committed relationships. New York (Norton).

Schweitzer, J. u. Schlippe, A. von (2000): Editorial. *Psychotherapie im Dialog* 2: 1.

Schweitzer, J. u. Schlippe, A. von (2006): Lehrbuch der systemischen Therapie und Beratung II. Göttingen (Vandenhoeck & Ruprecht).

Schweitzer, J. u. G. Weber (1982): Beziehung als Metapher. Die Familienskulptur als diagnostische, therapeutische und Ausbildungstechnik. *Familiendynamik* 7: 113–128.

Schwertl, W. (2011): Paartherapie – Risiko für den Kunden? *Zeitschrift für systemische Therapie und Beratung* 29: 27–33.

Seligman, M. (1995): The effectiveness of psychotherapy: The consumer reports study. *American Psychologist* 50: 965–974.

Senf, W. u. M. Broda (Hrsg.) (2000): Praxis der Psychotherapie. Ein integratives Lehrbuch für Psychoanalyse, Verhaltenstherapie und systemische Therapie. Stuttgart (Thieme), 2., überarb. Aufl.

Sexton, T. L., J. F. Alexander a. A. Leigh Mease (2004): Levels of evidence for the models and mechanisms of therapeutic change in family and couple therapy. In: M. J. Lambert (ed.): Handbook of psychotherapy and behavior change. New York (Wiley), pp. 590–646.

Shadish, W. R., K. Ragsdale, R. R. Glaser a. L. M. Montgomery (1995): The efficacy and effectiveness of marital and family therapy: A perspective from meta-analysis. *Journal of Marital and Family Therapy* 21: 345–360.

Shadish, W. R., K. Ragsdale, R. Glaser a. L. Montgomery (1997): Effektivität und Effizienz von Paar- und Familientherapie: Eine metaanalytische Perspektive. *Familiendynamik* 22: 5–33.

Shadish, W. R., L. Montgomery, P. Wilson, M. R. Wilson, I. Bright a. T. Okwumabua (1993): The effects of family and marital psychotherapies: A meta-analysis. *Journal of Consulting and Clinical Psychology* 61: 992–1002.

Simon, F. B. (1997): Lebende Systeme. Wirklichkeitskonstruktionen in der systemischen Therapie. Frankfurt a. M. (Suhrkamp).

Simon, F. B., G. Weber, H. Stierlin, A. Retzer u. G. Schmidt (1989): Schizoaffektive Muster: Eine systemische Beschreibung. *Familiendynamik* 14: 190–213.

Snyder, C. R., S. T. Michael u. J. S. Cheavens (2001): Hoffnung: Grundlage des gemeinsamen Faktors Placebo und Erwartung. In: M. A. Hubble, B. L. Duncan u. S. D. Miller (Hrsg.): So wirkt Psychotherapie. Empirische Ergebnisse und praktische Folgerungen. Dortmund (Modernes Lernen).

Sonneck, G. (2000): Krisenintervention und Suizidverhütung. Wien (Facultas).

Sternberg, R. J. (1986): Triangular theory of love. *Psychological Review* 93: 119–135.

Stierlin, H. (1997): Verrechnungszustände: Über Gerechtigkeit in sich wandelnden Beziehungen. *Familiendynamik* 22: 146–155.

Sydow, K. von (2008): Bindungstheorie und Systemische Therapie. *Familiendynamik* 33: 260–273.

Tallman, K. u. A. C. Bohart (2001): Gemeinsamer Faktor KlientIn: Selbst-HeilerIn. In: M. A. Hubble, B. L. Duncan u. S. D. Miller (Hrsg.): So wirkt

Psychotherapie. Empirische Ergebnisse und praktische Folgerungen. Dortmund (Modernes Lernen).
Tiedemann, F. (2004): Gezielte Prozesssteuerung bei sexuellen Themen in der Paartherapie. *Familiendynamik* 2: 161–176.
Wagner, E. (2004): Systemkompetenz in der Forensischen Psychiatrie. *Systemische Notizen* 2: 12–22.
Wallerstein, J. S. u. S. Blakeslee (1989): Gewinner und Verlierer. Eine Langzeitstudie. München (Droemer).
Watzlawick, P., J. H. Beavin u. D. D. Jackson (1969): Menschliche Kommunikation. Bern (Huber).
Watzlawick, P., J. H. Weakland u. R. Fisch (1979): Lösungen. Bern (Huber).
Weinberg, D. (2003): Traumatherapie mit Kindern. Stuttgart (Klett-Cotta).
Weingarten, K. (1992): A Consideration of intimate and non-intimate interactions in therapy. *Family Process* 31: 45–60.
Weingarten, K. (1999): Das Unscheinbare und das Gewöhnliche. *Familiendynamik* 24: 29–50.
Welter-Enderlin, R. (1994): Glut unter der Asche. *Familiendynamik* 19: 233–249.
Welter-Enderlin, R. (2007): Einführung in die systemische Paartherapie. Heidelberg (Carl-Auer), 2. Aufl. 2010.
Werneck, H. u. S. Werneck-Rohrer (2003): Psychologie der Scheidung und Trennung. Wien (Facultas).
White, M. (1997): Narratives of therapists' lives. Adelaide (Dulwich Centre).
White, M. (2007): Maps of narrative therapy. New York (Norton).
Willi, J. (1990): Die Zweierbeziehung. Reinbek bei Hamburg (Rowohlt).
Willi, J. (1991): Was hält Paare zusammen? Reinbek bei Hamburg (Rowohlt).
Willi, J. (1998): Die Zweierbeziehung. Spannungsursachen, Störungsmuster, Klärungsprozesse, Lösungsmodelle. Reinbek bei Hamburg (Rowohlt).
Willi, J. (2000): Koevolutive Aspekte der Paartherapie. *Psychotherapie im Dialog* 2: 29–36.
Willi, J., B. Limacher, R. Frei u. L. Brassel-Ammann (1992): Die Technik der Konstruktdifferenzierung in der Paartherapie. *Familiendynamik* 17: 68–82.
Willke, H. (1988) Systemtheoretische Grundlagen des therapeutischen Eingriffs in autonome Systeme. In: L. Reiter, E. J. Brunner u. S. Reiter-Theil (Hrsg.): Von der Familientherapie zur systemischen Perspektive. Berlin (Springer), S. 41–50.
Winslade, J. a. G. Monk (2000): Narrative Mediation. San Francisco (Jossey-Bass).
Wirsching, M. (2002): Integration oder Schulenstreit? Gemeinsamkeiten und Unterschiede in der Paar- und Familientherapie. In: M. Wirsching u. P. Scheib (Hrsg.): Paar- und Familientherapie. Berlin (Springer).
Yaffe, M. u. E. Fenwick (1997a): Happy Sex für Ihn. München (Heyne).
Yaffe, M. u. E. Fenwick (1997b): Happy Sex für Sie. München (Heyne).
Zimmer, D. (1985) Sexualität und Partnerschaft – Grundlagen und Praxis psychologischer Behandlung. München (Urban & Schwarzenberg).

Über den Autor

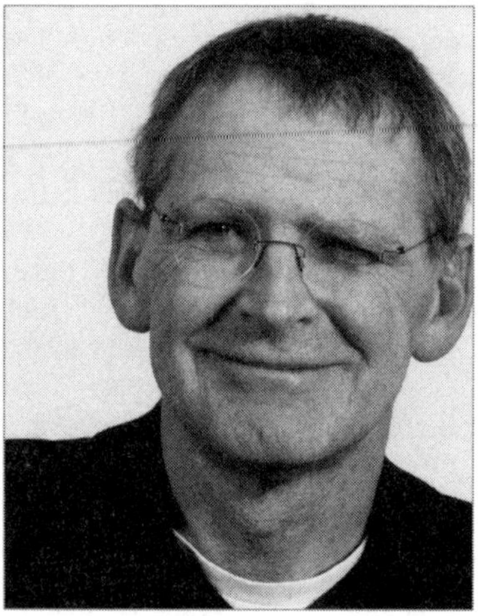

Konrad Peter Grossmann, Univ.-Doz. Dr. phil., Psychologe und Psychotherapeut; Lehrtherapeut für systemische Familientherapie (lasf Wien); Mitarbeiter der Ambulanten Systemischen Therapie Wien (AST); Lehrtätigkeit an der Universität Klagenfurt und der FH für Soziale Arbeit Linz. Publikationen u. a.: *Der Fluss des Erzählens. Narrative Formen der Therapie* (2. Aufl. 2003), *Die Selbstwirksamkeit von Klienten. Ein Wirkverständnis systemischer Therapien* (2005), *Therapeutische Landkarten* (2007), *Verwandlung der Selbstbeziehung. Therapeutische Wege zur Freundschaft mit sich selbst* (2011, zus. m. Ulrike Russinger).